云南省免疫规划信息管理系统使用手册

李江嵘　龚琼宇　张　健　主编

云南出版集团

YNKJ 云南科技出版社

·昆　明·

图书在版编目（CIP）数据

云南省免疫规划信息管理系统使用手册 / 李江嵘，
龚琼宇，张健主编. -- 昆明：云南科技出版社，
2021.12
　　ISBN 978-7-5587-1042-1

　　Ⅰ．①云…　Ⅱ．①李…　②龚…　③张…　Ⅲ．①预防接
种—管理信息系统—云南—手册　Ⅳ．①R186-39

　　中国版本图书馆 CIP 数据核字(2022)第 005116 号

云南省免疫规划信息管理系统使用手册

YUNNAN SHENG MIANYI GUIHUA XINXI GUANLI XITONG SHIYONG SHOUCE

李江嵘　龚琼宇　张　健　主编

出 版 人：温　翔
策　　划：李　非
责任编辑：杨志能
封面设计：张正勇
责任校对：张舒园
责任印制：蒋丽芬

书　　号：ISBN 978-7-5587-1042-1
印　　制：云南冀彩印刷有限公司
开　　本：850mm×1168mm　1/16
印　　张：22.5
字　　数：410 千字
版　　次：2021 年 12 月第 1 版
印　　次：2021 年 12 月第 1 次印刷
定　　价：86.00 元

出版发行：云南出版集团　云南科技出版社
地　　址：昆明市环城西路 609 号
电　　话：0871-64101969

《云南省免疫规划信息管理系统使用手册》

编 委 会

主 编：李江嵘　龚琼宇　张　健

编 委：李巧芳　王如梅　杨宇娇

　　　　陈　岚　徐文涛　刘荣飞

　　　　黄　旭　张志瑜

前　言

　　为深入贯彻落实《中华人民共和国疫苗管理法》，根据国家疫苗信息化追溯体系建设有关工作要求，云南省在原有"儿童预防接种信息管理系统"基础上进行升级改造，于2020年7月建设并启用整合多个子系统并统一门户登录的"云南省免疫规划信息管理系统"。此后，围绕升级改造目标和实际使用情况不断对系统功能进行完善。目前"云南省免疫规划信息管理系统"已有146个疾病预防控制中心机构、4000余个接种单位逾万名使用用户。为进一步规范系统运用，云南省疾病预防控制中心会同深圳市金卫信信息技术有限公司共同编写本使用手册，供云南省各级疾病预防控制中心机构及接种单位工作人员参考使用。

目 录

第一部分
云南省疫苗全程追溯信息系统

一、概述

1.1 目的及意义

云南省疫苗全程追溯系统，是根据《疫苗流通和预防接种管理条例》对疫苗生产流通使用全过程可追溯的要求规划设计，基于疫苗批号或电子监管码识别技术和数据接口技术，与云南省《免疫规划管理信息系统》进行对接，构建了疫苗全程追溯信息系统，可以实现疫苗从生产企业的产品出库信息、冷链配送状态、配送单位、采购单位、接种单位、接种对象等全程追溯，方便省、市、区（县）、接种门诊 4 级机构的疫苗管理工作人员对疫苗流通使用全过程进行有效管理和监督。

1.2 适用对象及范围

云南省、市、区/县疾控中心疫苗管理工作人员。

1.3 运行环境

● **软件环境**

操作系统：windows 系列

win7+64 位操作系统

浏览器：Google Chrome（谷歌浏览器最新版）

● **网络环境**

能正常上网，网速 50M

● **硬件条件**

建议 i3 以上处理器，4G 以上内存，键盘鼠标齐全

二、系统初始化

系统初始化设置为系统使用前的第一步，用户必须按顺序完成【供应/领用单位】、【库存设备和物资】、【使用疫苗品种】、【初始化库存】，【系统设置】等基本设置

操作。

2.1 系统登录

➢ 操作说明

（1）浏览器：使用谷歌浏览器

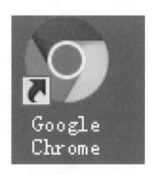

图（1）

（2）登录系统：打开谷歌浏览器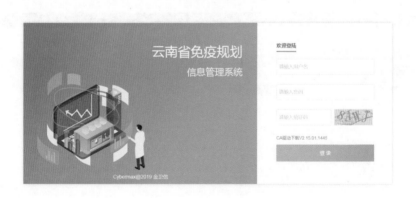输入网址：门户地址

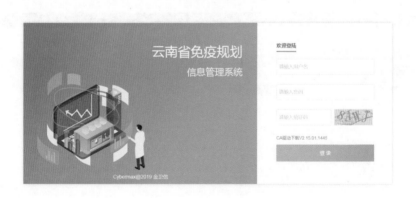

系统登录界面如图（2）所示，依次输入登录用户名、密码、验证码，点击【登录】。
登录后，点击疫苗追溯进入系统。

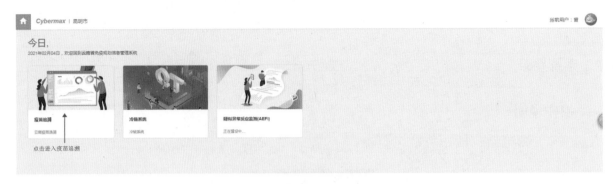

图（2）

2.2 供应/领用单位

功能说明：在使用系统之前设置供应单位和领用单位，供疫苗出库、入库时进行对应单位的选择，供应单位、领用单位操作时可全部勾选，只勾选一次即可，冷链配送单位添加时可自定义一个名称，如"疫苗厂家"，后续非免疫规划疫苗入库时供应单位可选择"疫苗厂家"。

➢ **操作说明**

（1）选择【基础配置】→【供应/领用单位】→【上级供应单位】→【添加上级供应单位】

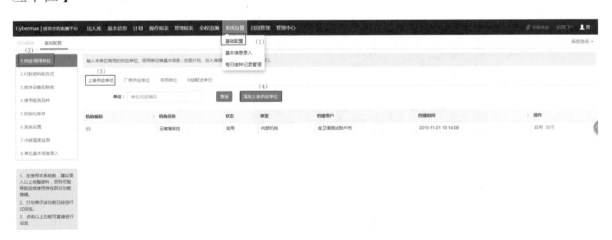

（2）勾选需要添加的单位→点击【保存】，添加完成。

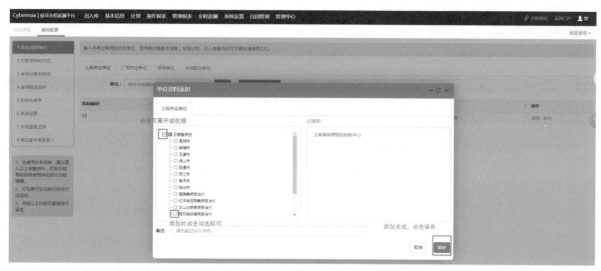

（3）选择【厂商供应单位】→点击【添加厂商供应单位】，勾选要添加的厂商单位，点击 【保存】即可。

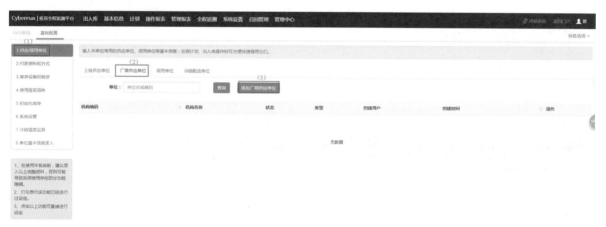

（4）选择【领用单位】→点击【添加领用单位】，勾选要添加的下级单位，点击【保存】即可，添加一次即可。

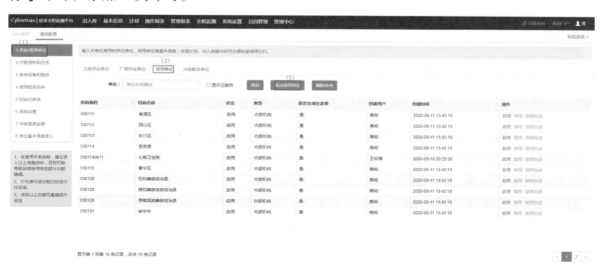

（5）选择【冷链配送单位】→点击【选择配送单位】，勾选要添加的单位，点击【保存】即可，添加一次即可。

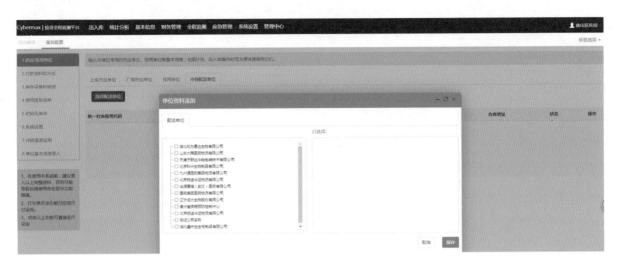

2.3 库存设备和物资

功能说明：库存设备和物资用于添加本单位的冷链设备，其中包括冷库、低温冰箱、普通冰箱、冰柜、冷藏车等，冷链设备添加信息需要根据实际的冷链设备档案添加。

➤ **操作说明**

（1）选择【库存设备和物质】→点击【添加冷链设备】

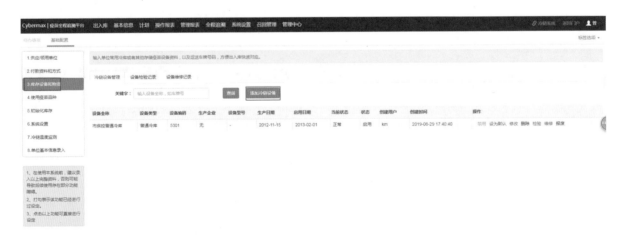

（2）依次输入图中必填设备相关信息，设备编码和自定义编码可设置为一致，设备编码根据设备及设备资料填写，每个设备的编码唯一，切勿重复。最后点击【保存】，

设备添加完成。

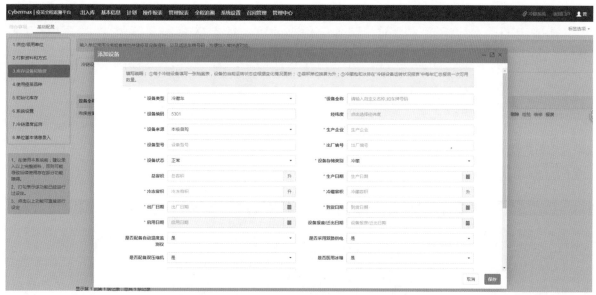

（3）操作端可以对库存设备进行操作，如修改，检验，维修和报废库存设备等。

2.4 使用疫苗品种

功能说明：该功能的作用是用于将全省疫苗品种库中选择出门诊需要用的疫苗，并可以管理不同生产企业的疫苗出入库价格。对于该模块业务操作人员主要以1年为周期，进行一次管理疫苗或疫苗价格的变更。

➤ **操作说明**

（1）非免疫规划疫苗价格设置，选择【使用疫苗品种】→选择【非免疫规划疫苗】→输入疫苗名称→点击【查询】→输入疫苗出入库价格→选择存储设备，疫苗价格配置完成。

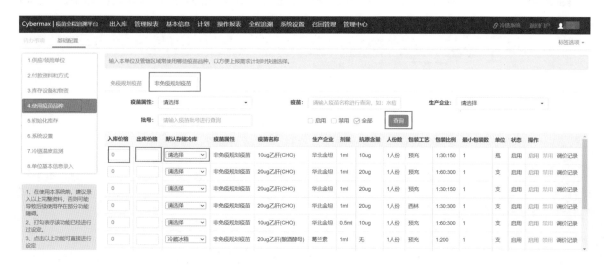

2.5 初始化库存

功能说明：在使用系统之前，把本单位当前疫苗库存数量录入系统，进行初始化操作，保证系统后续操作正常进行，初始化库存次数取决于具体冷链存储设备数量，初始化操作完成后不可修改，可通过盘点（盘增/盘减）进行库存校正。

➢ **操作说明**

（1）选择【初始化库存】→点击【初始化库存】→选择要初始化的冷链设备→点击【完成，前去初始化】

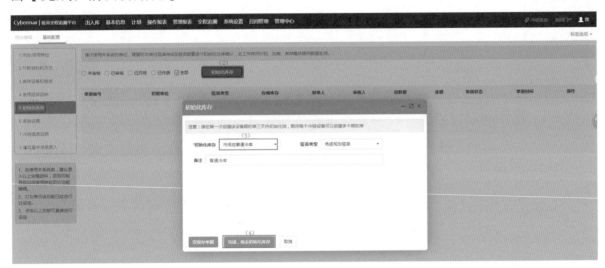

（2）如下图，把光标定位到下图(1)的位置，扫码枪扫码，扫码结果会在下方扫码区显示，点击下图"单据明细"查看扫码汇总情况，疫苗和数量核对无误后，点击【审核】。

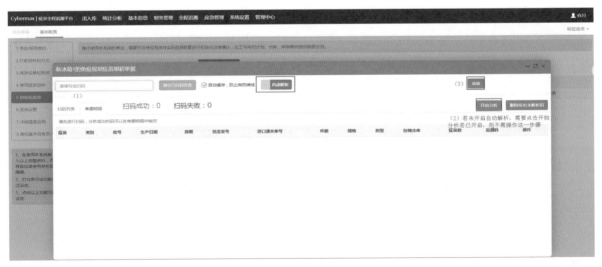

2.6 系统设置

功能说明：系统设置用于区分电子监管码和批号使用、根据用户习惯设置下拉框和弹出框、计划上报工作提醒设置等。

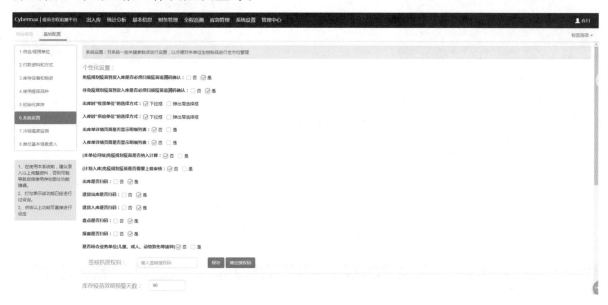

2.7 冷链温度监测

功能说明：冷链温度监测用于记录冷链温度。选择【冷链温度监测】→点击【新增】→选择【登记时间】→输入【监测温度】→点击【保存】即可。

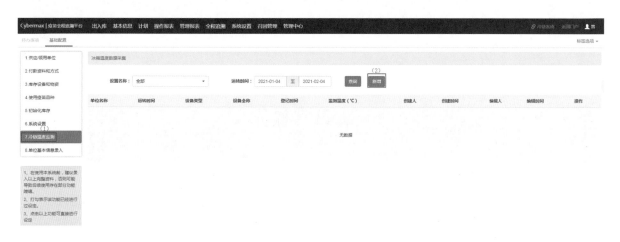

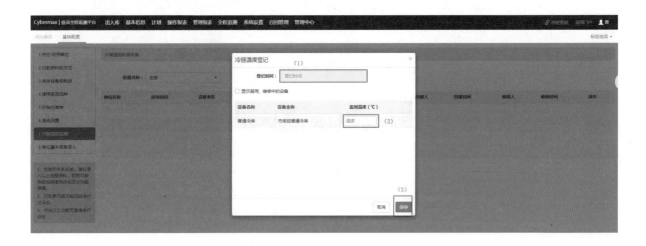

2.8 单位基本信息录入

功能说明：该功能用于输入本单位基本信息。

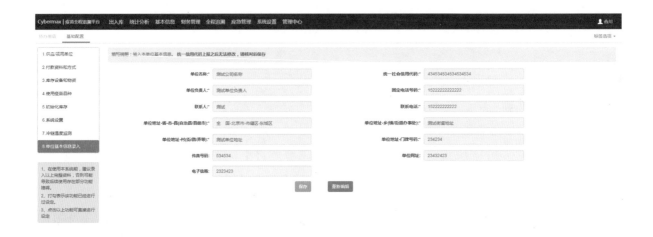

三、日常操作

区/县疾控疫苗管理员的日常工作流程：

（1）为每月汇总乡镇单位的疫苗领取计划，按照汇总的进行汇总上报给市疾控，根据下级单位上报的疫苗计划单进行【库存出库（新）】，发放疫苗给乡镇单位。

（2）收到下级单位疫苗退货之后进行【退货入库】入库，另外区/县疾控通过【退货申请→退货出库】向市疾控进行免疫规划疫苗退货出库。

（3）每 2~3 个月上报本单位疫苗领用计划给市疾控,市疾控根据计划及当前疫苗的实际库存情况进行出库，区/县疾控收到疫苗后自动生成到货入库单进行入库。

（4）每个月定期对库存疫苗进行核实盘点。

（5）当免疫规划疫苗出现破损、冻结、过期等情况需要做疫苗报损时，通过【报废申请】进行疫苗报废，当收到下级乡镇单位提交的疫苗报废申请时可通过【下级单位报废审核】进行审核通过。

（6）采购非免疫规划疫苗之后，通过【入库/采购入库】的方式进行疫苗扫码入库。

省/县疾控的【疫苗管理员】日常操作流程：

（1）收到下级疾控单位的疫苗领用计划后进行计划出库,参照本单位实际疫苗库存情况，按照计划出库单，选择要发放的疫苗批号和数量进行出库操作。

（2）当采购一批非/免疫规划疫苗时，选择采购合同，将采购的疫苗名称、疫苗规格、批号、数量等选择填写完整后通过【入库/采购入库】的方式进行疫苗扫码入库。

（3）每个月定期对库存疫苗进行核实盘点。

（4）当免疫规划疫苗出现破损、冻结、过期等情况需要做疫苗报损时，通过【疫苗报废申请】进行疫苗报废，当收到下级区/县疾控单位提交的疫苗报废申请时可通过【下级单位报废审核】进行审核通过。

省疾控疫苗管理员日常操作：

（1）通过【下级单位库存汇总】查看各个市、区、县、乡镇的实时疫苗库存情况。

（2）通过【全程追溯】查询不同疫苗批号/电子监管码的疫苗的具体信息，包括疫苗规格、生产厂家、疫苗分布、受种群体、疫苗流向等信息。

（3）通过【批号信息管理】功能一键禁用/启用单个批号的疫苗，禁用之后云南省、市、区/县、乡镇等各个单位均无法在追溯系统对该禁用批号疫苗进行出入库操作。

（4）目前免疫规划疫苗多数由省疾控向疫苗厂商直接采购疫苗，当出现由省疾控统一采购疫苗时，省疾控可将采购的疫苗进行批号或扫码入库，入库完成后进行库存查询、确认核对无误后，将疫苗通过库存出库的方式下发到各个市疾控。

3.1 计划

功能介绍：

1、汇总下级单位疫苗领取计划，生成计划汇总单；

2、根据生成的下级单位计划汇总单进行计划出库；

3、市、区/县疾控本单位的疫苗领用计划上报；

4、【年度计划】为单机版，疾控自行填写，用于打印保存

3.1.1 计划上报

➤ 操作说明

（1）选择【计划】→【本单位计划上报】

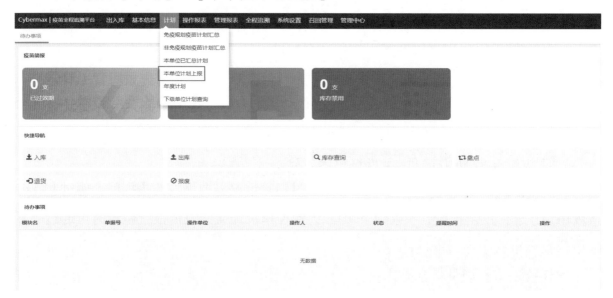

（2）选择【免疫规划疫苗】→点击【添加本单位计划】→填写上级供应单位→选择所属月份→选择计划类型→输入疫苗数量→点击【保存】

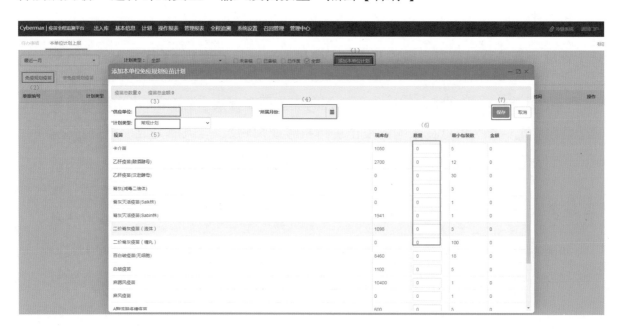

（3）点击【浏览】→【审核】，计划上报成功。

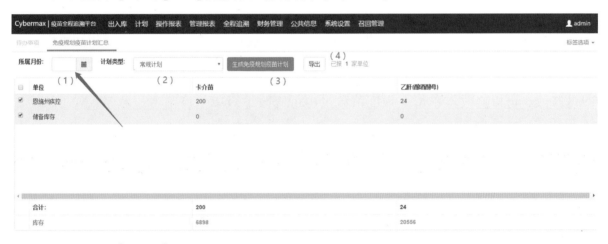

3.1.2 计划汇总

功能说明：汇总下级单位上报的疫苗领用计划，区/县每个月汇总一次；市疾控每两到三个月汇总一次。非免疫规划疫苗计划单汇总时供应单位选择疫苗厂商即可，其余操作与免疫规划疫苗计划汇总一致。（若计划汇总菜单下面为空，无单据，说明下级单位未上报疫苗领用计划单。）

计划汇总单打印参考

（1）选择【计划】→【免疫规划疫苗苗计划汇总】

（2）选择【导出】

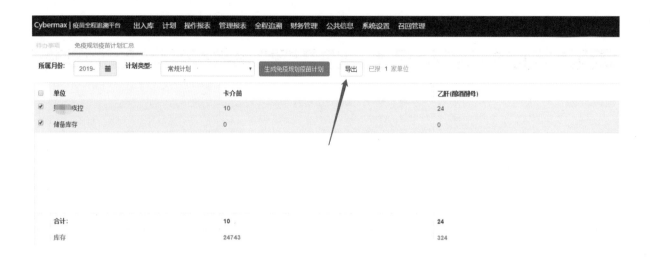

（3）导出 excel，如下图。

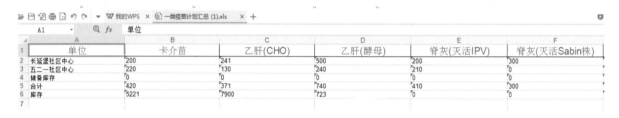

计划单汇总

（1）点击【生成免疫规划疫苗计划】，选择供应单位，修改疫苗数量（点击数字即可修改，可以修改本单位上报疫苗数量也可修改下级单位疫苗上报数量，如下面第二张图），点击【保存】，点击【X】关闭

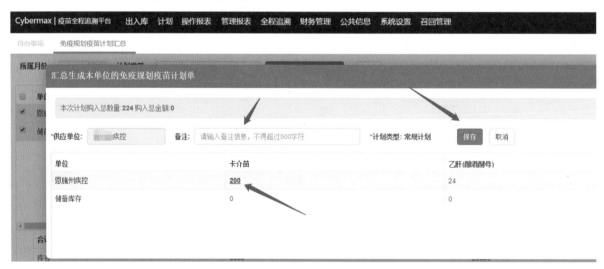

（2）例如，点击数字 200，修改数量为 250，点击【保存】，修改完成。

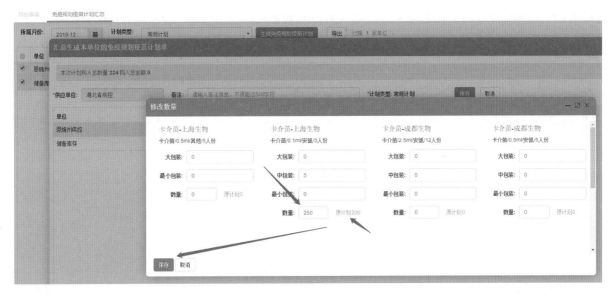

（3）计划单审核上报

（4）选择【计划】→【本单位已汇总计划】

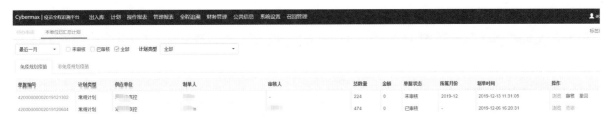

（5）选择【浏览】，核对汇总单，确定无误后，点击【审核】即生效，汇总单上报成功。

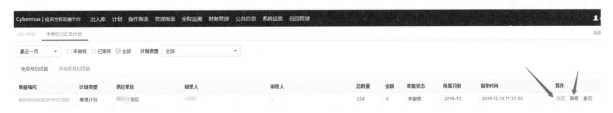

计划单疫苗汇总打印

（1）点击【浏览】，进入浏览界面。如下图，点击【切换到汇总】可切换到汇总单界面

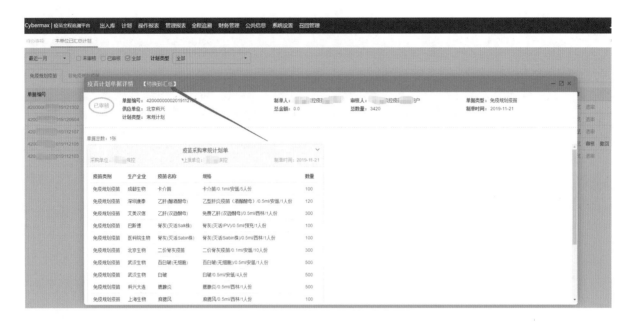

（2）选择对应的厂家，点击【打印此单】可进行打印，打印出的汇总单可为后续疫苗入库提供参考依据。

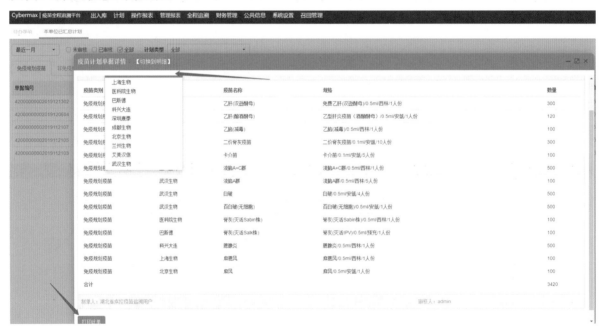

3.2 入库

功能说明：当疾控单位收到疫苗到货时，在追溯系统查找对应疫苗入库单，通过审核疫苗入库单进行入库。不同单位的入库方式不一致，如下：

省疾控疫苗管理员：入库免疫规划疫苗，选择【出入库】-【入库】-【采购入库】

审核入库单进行入库。

市疾控疫苗管理员：上级下拨的疫苗，收到疫苗后，通过审核【到货入库】单进行入库。

收到厂家直接发送的免疫规划疫苗→选择【出入库】–【入库】–【采购入库】审核入库单进行入库。

区/县疾控疫苗管理员：上级下拨的疫苗，收到疫苗后，通过审核【到货入库】单进行入库。

收到厂家直接发送的非免疫规划疫苗→选择【出入库】–【入库】–【采购入库】审核入库单进行入库。

3.2.1 到货入库

功能说明：上级单位下拨的疫苗进行入库。

➤ **操作说明**

（1）选择【出入库】→【入库】→【到货入库】

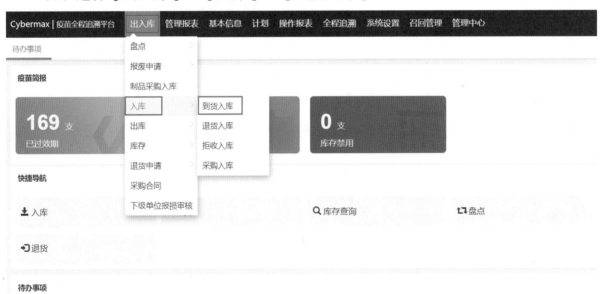

（2）上级单位发苗之后，本单位来苗自动生成到货入库单→点击【入库】进入入库单详情界面。

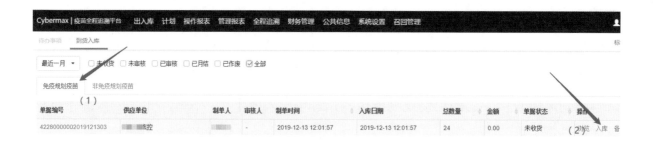

（3）选择【存储冷库】，将需要入库的疫苗存放在对应的冷库或者冰箱，确定无误后点击【审核】，完成入库。另：审核完成后，点击单据右边的【打印】可进入打印界面，打印此入库单。

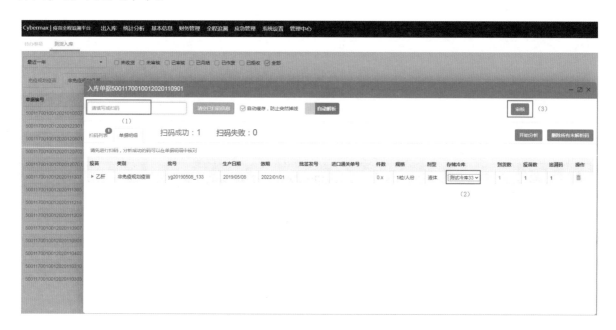

（4）列表处点"浏览"核对疫苗规格、批号、数量、金额、存储冷库等信息。

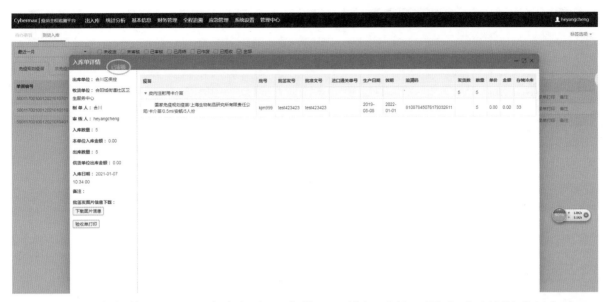

（5）列表操作处，还可点击打印入库单、运输记录单，同时可对单据进行备注。

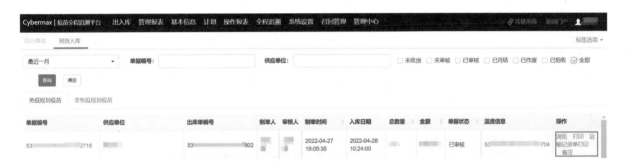

（6）单据未审核时，列表操作处有拒收操作。若需要拒收，则点击拒收，选择【疫苗名称】-输入【拒收原因】-点击【保存】

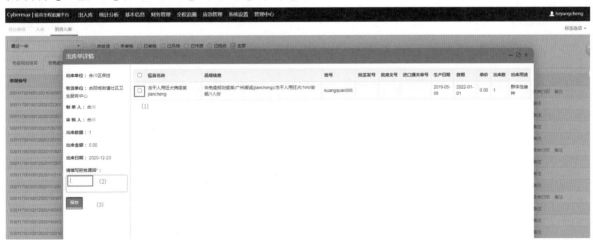

拒收完可在列表操作处，查看拒收单详情。

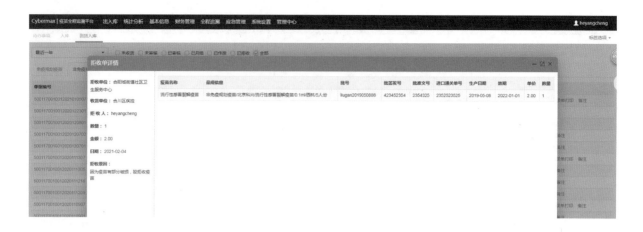

3.2.2 采购入库

功能说明：接收第三方发的疫苗。

➢ **操作说明**

（2）选择【出入库】→【入库】→【采购入库】

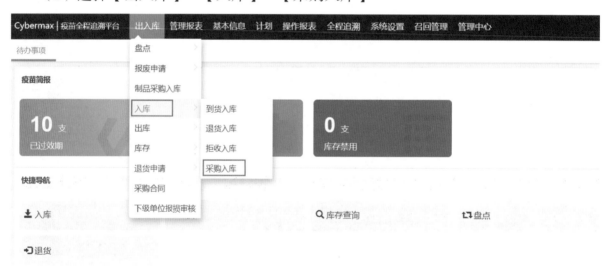

（2）点击【出入库】→选择【采购合同单】→完善弹窗出的相关信息

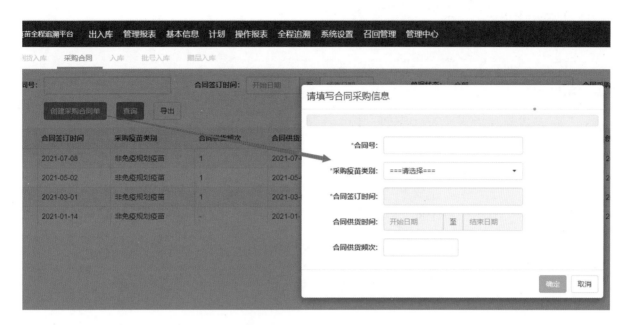

完善后的采购合同，必须是审核的。如下图所示

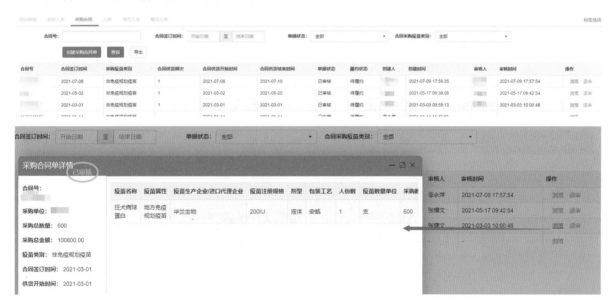

（1）与到货入库一致，列表操作处点"浏览"核对疫苗规格、批号、数量、金额、存储冷库等信息。

（2）列表操作处，可点击解绑，解绑疫苗属性。注意：当存在扫码信息时，需清空扫码记录才可进行解绑。

（2）列表操作处，还可点击退审单据，打印入库单。

3.2.3 其它入库方式

类型：制品采购入库、拒收入库、退货入库

➢ **操作说明**

入库方式与到货入库方式类似，请参考 4.2.1。

3.3 出库

功能说明：当疾控单位向下级单位发放疫苗时，在系统创建疫苗出库单，选择接收疫苗的单位，录入要发送的疫苗信息和疫苗数量进行出库，出库方式主要分【计划出库】和【库存出库（新）】两类，疾控单位均可采用这两种出库方式。

3.3.1 计划出库

功能说明：本级疾控出库时，按照经过汇总、审核计划单之后自动生成的计划出库单进行发货；

➢ **操作说明**

（1）选择【出库】→【计划出库】

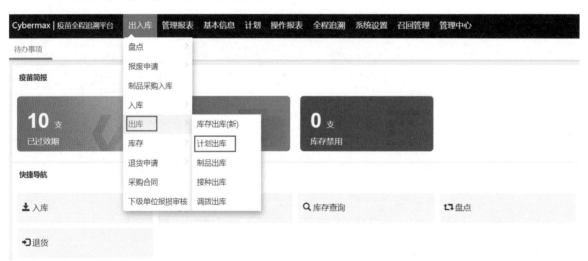

（2）查看核对下图中标记的收货单位（下级单位已上报疫苗计划领用单，且本单位在汇总计划单时已审核，才会出现对应的计划出库单），在单据右边，点击【出库】

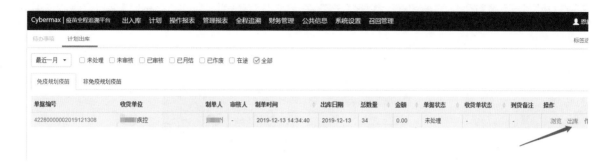

（3）参照计划数，根据冷库/冰箱库存疫苗数量，输入出库数→点击【确定】，然后浏览、审核，此计划出库单完成出库。

下图中红色框标记处说明：

◆ 点击小三角，展开该疫苗的不同批号填写项；

◆ 计划数：下级单位上报给本级单位的计划单中疫苗的数量；

◆ 冻结库存：创建单据之后未完成审核时，该单据中的疫苗会被冻结，不能被其它单据使用，直到该单据完成审核或者作废。

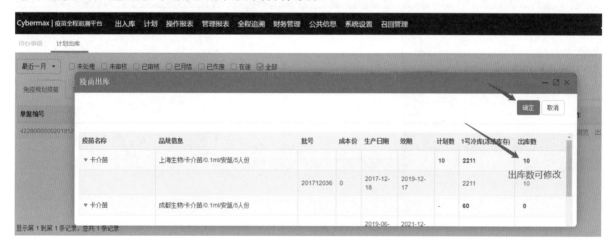

3.3.2 库存出库（新）

功能说明：计划出库和库存出库只需要做一次即可，正常情况下选择【库存出库（新）】即可，库存出库（新）区别于【计划出库】是需要手动创建出库单据，并且根据单据编号、库存数量生成出库单发货。

➤ **操作说明**

（1）以免疫规划疫苗为例，选择【出入库】→【出库】→【库存出库（新）】

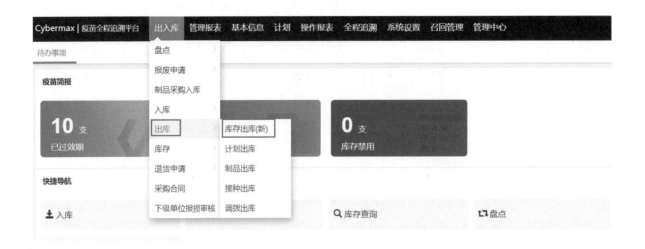

（2）选择【免疫规划疫苗】→点击【创建出库单】→选择【收货单位】→选择【出库时间】（制单时间）→选择【配送单位】→点击【完成，继续出库】（提前出库需要填写备注)

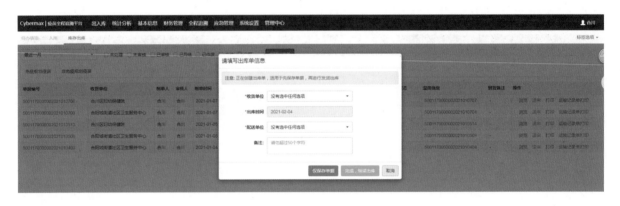

（3）如下图，选择疫苗后，对照冷链设备里库存疫苗数量，选择出库疫苗点击添加，输入疫苗【出库数】，出库单价，点击跳转到扫码页面，可进行扫码出库。

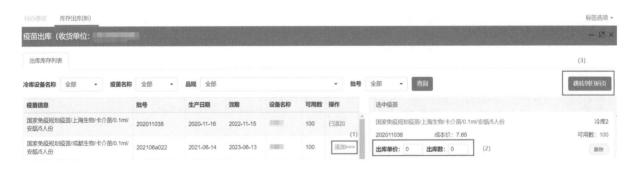

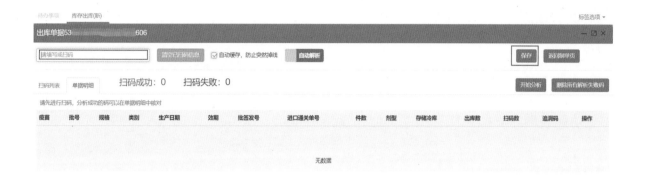

（4）浏览出库单，核对疫苗规格、批号、数量、金额等信息，无误后点击列表操作处【审核】（审核时间为实际出库时间）

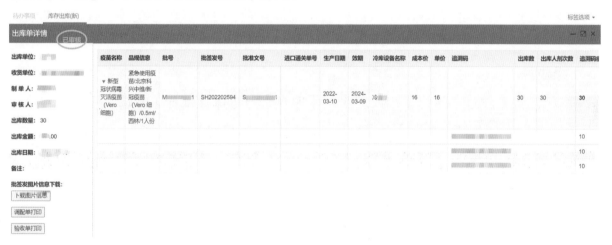

（5）列表操作处，可浏览、修改、扫码、审核、打印运输记录单、打印和作废单据。

与库存出库不一致的地方，主要是添加疫苗的步骤。如图：

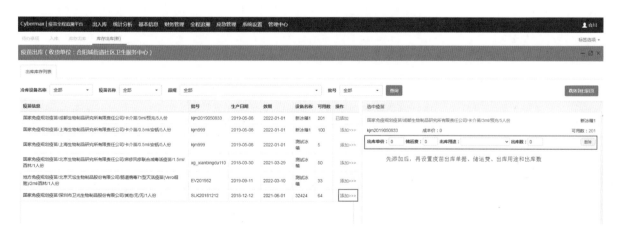

3.3.3 其它出库方式

类型：其它出库、制品出库、村级出库、接种出库、调拨出库、样品出库、赠品出库

功能说明：功能与库存出库类似，请参考 4.3.2。

3.4 库存管理

功能说明：库存主要用于查询本单位疫苗实际库存，根据不同用户的习惯，系统包含多种统计方式，可以库存统计、按疫苗类型统计、按厂家统计以及库存现状图表统计等，且查询出的疫苗信息可导出 excel 表单进行查看、打印；库存统计一般用于在盘点库存之前或者核对库存疫苗数量时查询使用。（下图中标明处为关注点）

➤ **操作说明**

（1）库存统计：选择【出入库】→【库存】→【库存统计】，输入要查询的疫苗名称或者批号，点击【查询】，选择不同的冷库设备查询不同的库存疫苗情况。

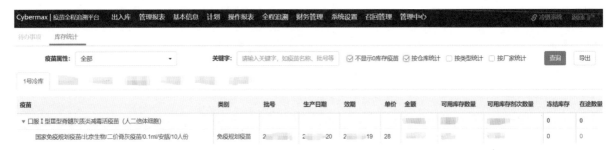

（2）库存现状图表：选择【出入库】→【库存】→【库存现状图表】，如下图，系统自动统计出当前疫苗库存数量和在途数量，并且进行免疫规划疫苗和非免疫规划疫苗总数量汇总。

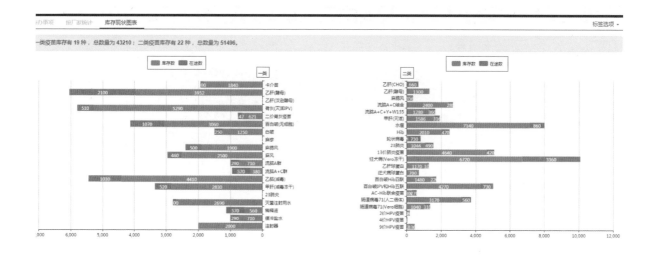

（3）库存查询：选择【出入库】→【库存】→【库存查询】，如下图，输入要查询的疫苗名称或者批号，点击【查询】，选择不同的疫苗类型查询不同的库存疫苗情况。

3.5 盘点

3.5.1 盘点

功能说明：盘点功能使用之前先检查出入库单据是否正常，如若正常，且系统库存和实际库存存在差错时，可进行库存盘点操作。库存盘点——系统库存大于实际库存时，进行盘减；系统库存小于实际库存时，进行盘增。

➤ **操作说明**

（1）选择【盘点】→选择【盘点】

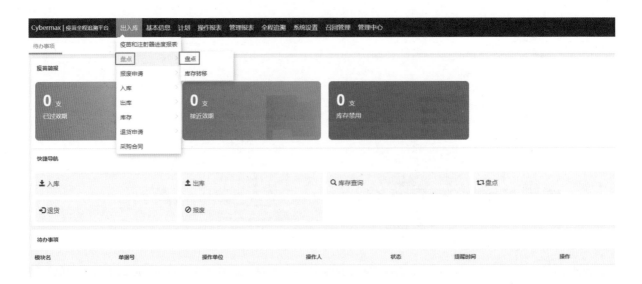

（2）点击【创建盘点单】→选择【盘点类型、盘点冷库、疫苗类型、疫苗】→点击【完成，前去盘点】

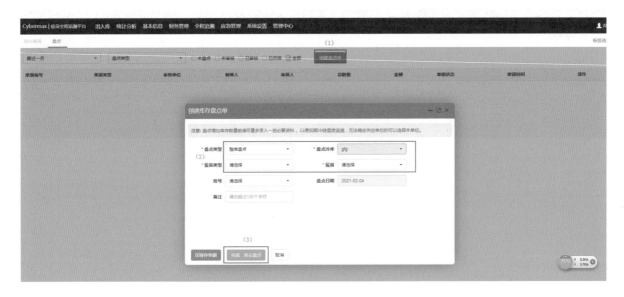

（3）选择后，可进行扫码盘点。盘点明细确认无误后，点击确认。

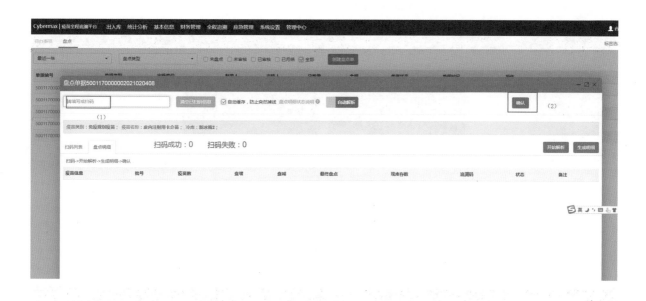

（4）审核之后盘点成功，不可修改或变更。列表操作处，点击浏览可查看盘点单详情。

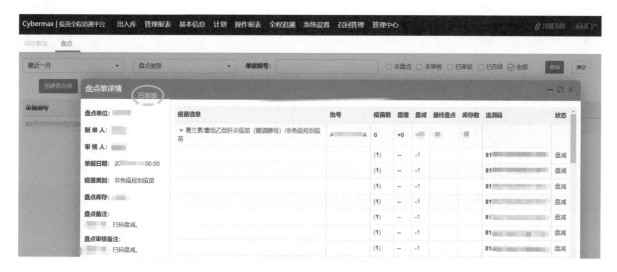

3.5.2 库存转移

功能说明：当要更换疫苗存储设备时，可通过该功能进行更换（转移必须是扫码的）。

➤ 操作说明

（1）选择【盘点】→选择【库存转移】

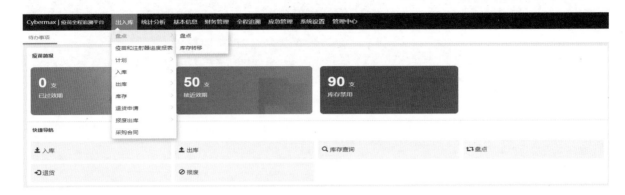

（2）点击【创建部分转移单或创建一键转移单】→选择【转入设备、转出设备】→输入【备注信息】→点击【完成，前去转移】

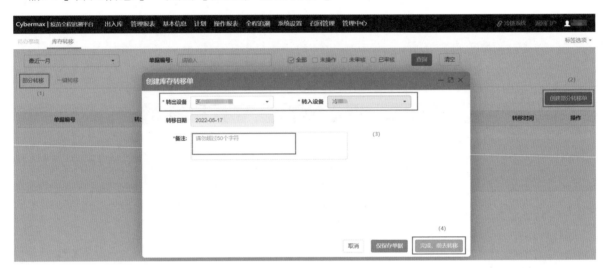

（3）单据创建完成后，可扫码进行库存转移。转移完成后点击确认，可在列表操作处进行审核。

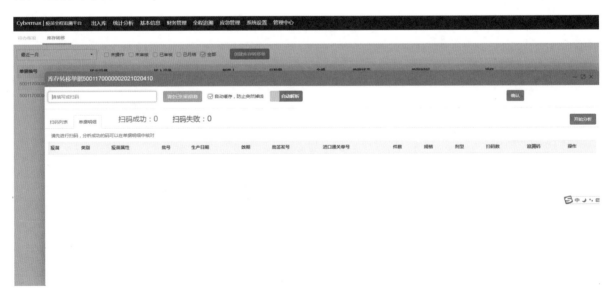

（4）审核成功后可浏览库存转移单详情。

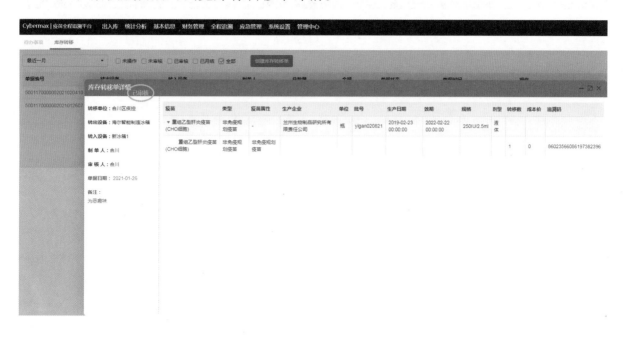

3.6 退货

功能说明：疾控单位通过退货菜单向上级单位发起退货申请，上级单位收到下级单位的退货申请后，通过【退货入库】进行退货到货入库操作。

3.6.1 本单位退货申请（批号退货）

功能说明：本单位向上级单位发起疫苗退货申请，在入库单已审核的情况下可进行"**整单退货**"或者"**库存退货**"，**整单退货**是根据已审核的疫苗入库单进行整单退货，一个单据只能退一次，**库存退货**是根据本单位当前库存数量进行选择性的退货。

➤ **操作说明**

选择【退货申请】→【退货出库】→【创建退货出库单】

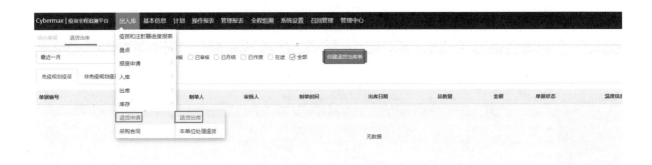

整单退货（以免疫规划疫苗为例）

（1）根据疫苗已审核入库的入库单，进行整单退货；选择【非免疫规划疫苗】→【创建退货出库单】→点击【查询】→选择【整单退货】→点击【退货】

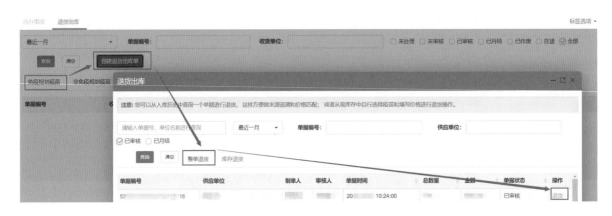

（2）输入出库数→点击【确定】，然后进行浏览、审核，退货成功。

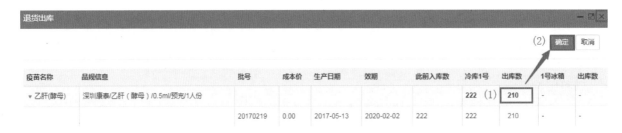

库存退货（以免疫规划疫苗为例）

（1）选择【免疫规划疫苗】→点击【创建退货出库单】→选择【库存退货】→选择【退货单位】→输入【出库数】→点击【保存】

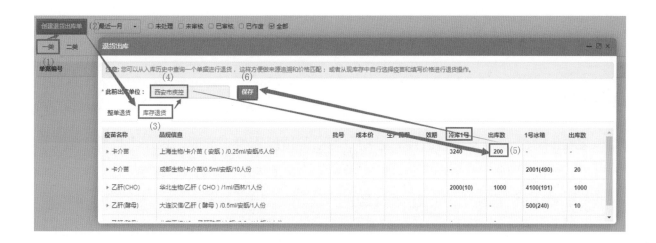

3.6.2 本单位退货申请（扫码退货）

创建单据后则跳转到扫码界面，扫码成功后审核通过即可退货。

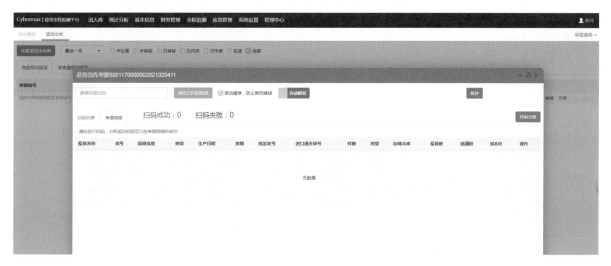

注：现在退货一般都是选择扫码的，不选择批号模式

3.6.3 下级单位退货入库

功能说明：下级单位退苗给本单位时，自动生成疫苗退货入库单，届时可进行下级单位疫苗退货入库。

➢ **操作说明**

选择【出入库】→【入库】→【退货入库】，当收到下级单位的退货单时，点击【入库】，查看退货单上的疫苗信息。当退货单为批号出库时，选择【冷链存储】将退货疫苗存放在对应的冷链设备，点击【审核】，审核后入库成功。当退货单为扫码出库时，退货入库时扫码入库后再将退货疫苗存放在对应的冷链设备，点击【审核】。

3.7 报废

功能说明：疫苗发生过破损，过期，冻结等情况需要报废时，可用【报废申请】——【报废出库】进行报废出库。

（1）门诊有报废批苗要给疾控销毁

在【疫苗管理】→【疫苗报损】→【报废出库】销毁单位选上级疾控，扫码报废确认完成，上级疾控审核并拉回报废疫苗，进行报废入库；如果疾控不同意报废，可驳回处理（被打回后单据自动作废）。

区/县疾控疫苗管理员的操作:

选择【下级单位报废审核】审核门诊提交的报废申请单(可打回)

然后选择【报废入库】扫码入,审核。最后选择【销毁出库】选报废疫苗,审核销毁。

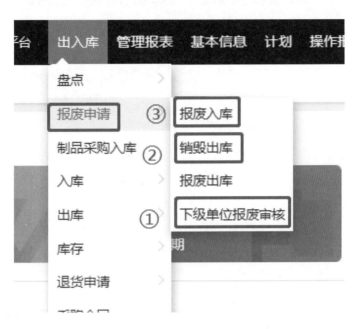

(2)区/县疾控有批苗要本单位销毁

区/县疾控疫苗管理员的操作:选择【出入库】→【报废申请】→【报废出库】销毁单位选本疾控,扫码完成确认审核。

然后选择【销毁出库】选报废疫苗,审核销毁。

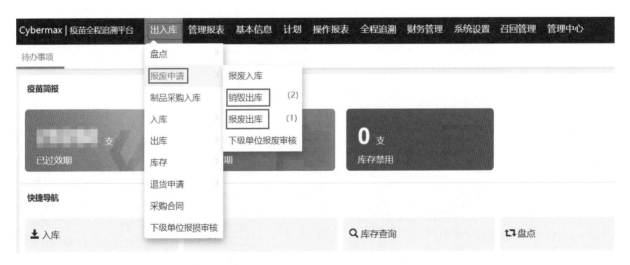

（3）区/县疾控有疫苗要报给市疾控销毁

区/县疾控疫苗管理员操作：选择【出入库】–【报废申请】–【报废出库】销毁单位选市疾控，扫码报废（被打回后单据自动作废）。

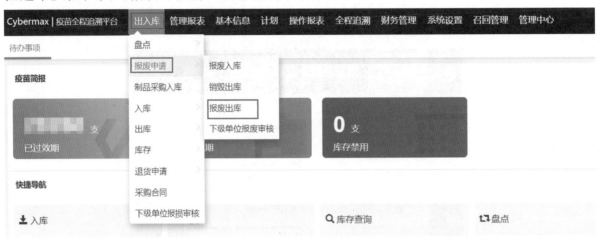

市疾控疫苗管理员操作：选择【下级单位报废审核】审核区/县疾控提交的报废申请单（可打回），然后选择【报废入库】扫码入，审核。最后选择【销毁出库】选报报废疫苗，审核销毁。

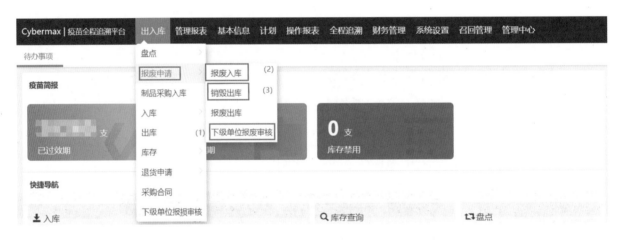

四、管理报表

4.1 下级单位库存汇总

选择【管理报表】→【库存查询统计】→【下级单位库存汇总】→选择【免疫规划疫苗】→点击【查询】→点击【导出】，导出 excel 进行查看、打印。

可按厂家统计，按疫苗统计，按疫苗属性查找

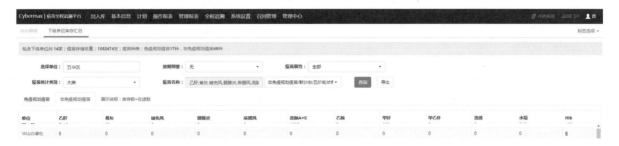

4.2 出入库账簿

功能说明：当需要核对某一时间段内不同批号疫苗出入库记录数量时，选择出入库账簿可汇总这段时间内不同日期的疫苗入库总数和出库总数；按照出入库日期、生产厂家、疫苗、批号进行分类统计。

➢ **操作说明**

（1）选择【管理报表】→【库存查询统计】→【出入库账簿】→【疫苗名称】→点击【查询】

支持查询，导出，选择疫苗名称

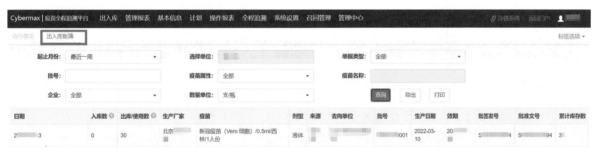

（2）点击【打印】，进入疫苗查询打印界面，在此界面点击左上角的【打印】按钮即可打印出此单据（此入库单格式可进行调整）

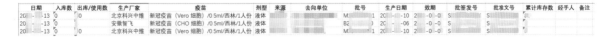

4.3 明细账查询

功能说明：在日常的出入库操作中，每一次库存变动都会生产一条变动记录，通过

选择不同时间段，可查看该时间段内疫苗库存的变动记录。具体包括入库、出库、盘点、报废、退货等记录。

➢ **操作说明**

选择【管理报表】→【库存查询统计】→【明细账查询】→输入日期范围→输入疫苗批号→输入单据类型→点击【查询】

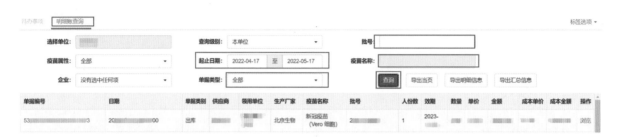

4.4 疫苗损耗一致性分析

功能说明：查询一段时间范围内，接种门诊的疫苗损耗情况，不同人份数的疫苗损耗计算方式不同。

➢ **操作说明**

（1）选择【管理报表】→【库存查询统计】→【疫苗损耗一致性分析】→输入日期范围→选择疫苗名称→点击【查询】

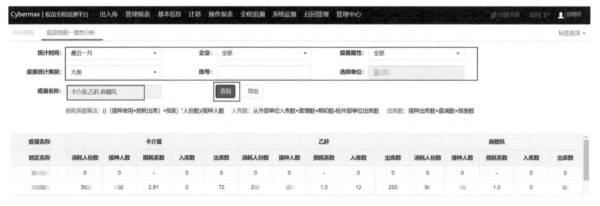

（2）通过查看不同单位，不同疫苗下面的"消耗人份数"、"接种人数"和"损耗系数"，可查看下级单位的不同剂次数的疫苗具体的损耗情况。

4.5 单据扫码率

功能说明：该表可选择单据类型，统计本单位及下级单位某个时间段内，创建的单据数、扫码单据数、批号单据数和单据扫码率。

➢ **操作说明**

选择【管理报表】→【单据扫码率】→输入日期范围→选择单位→选择单据类型→点击【查询】

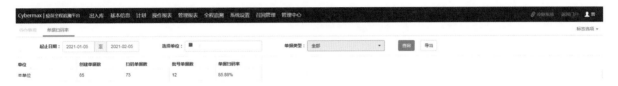

4.6 疫疫苗损坏数查询（老报废），疫苗报废销毁数查询，疫苗接种损耗

（1）疫苗损坏数查询（老报废）

➢ **操作说明**

选择【管理报表】→【库存查询统计】→【疫苗损坏数查询（老报废）】，选择单位，疫苗属性，疫苗名称，报废原因，统计日期时间范围，点击【查询】

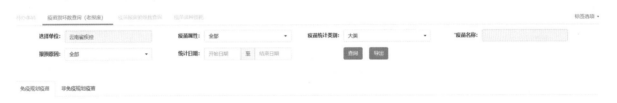

（2）疫苗报废销毁数查询

操作说明：选择【管理报表】→【疫苗报废销毁数查询】，选择单位，疫苗名称，输入批号等信息，点击【查询】

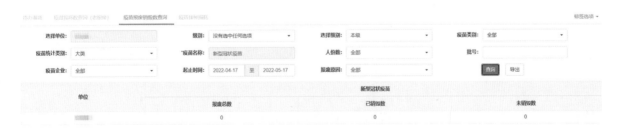

（3）疫苗接种损耗

操作说明：选择【管理报表】→【疫苗接种损耗】，选择单位，疫苗类别，疫苗名称，点击【查询】

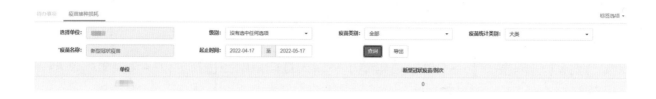

4.7 单据查询

功能说明：该表可根据疫苗名称、单据类型、单据号等查询本单位或下级单位的单据相关信息。

➤ **操作说明**

选择【管理报表】→【单据查询】→选择疫苗名称或其他查询条件→点击【查询】

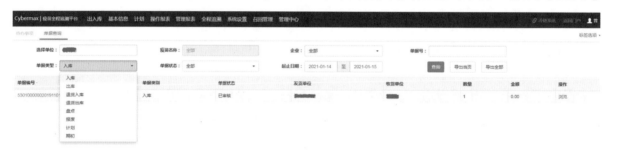

4.8 疫苗盘点

功能说明：该表可根据疫苗名称、疫苗属性查询本单位或下级单位的出库、入库、报废、期初等信息。

➤ **操作说明**

选择【管理报表】→【库存查询统计】→【疫苗盘点】→选择疫苗名称或其他查询条件→点击【查询】

疫苗名称	单位	生产企业	期初库存		入库		退货入库		医院领用出库		退货出库		应急接种		报废		期末库存	
			数量	金额	数量	金额	数量	金额	数量	金额	数量	金额	数量	金额	数量	金额	数量	金额
新冠疫苗	其他	北京生物...	0	0	6000	0	0	0	600	0	0	0	0	0	0	0	5400	0
新冠疫苗（Vero...	支	北京科兴...	0	0	0	0	0	0	0	0	0	0	0	0	0	0	0	0
卡介苗	1	成都生物...	10	0	0	0	0	0	0	0	0	0	0	0	0	0	10	0

4.9 疫苗出入库登记表

功能说明：该表可输入批号，选择对应品规，查询本单位某个时间段内该疫苗库存变动的相关信息。

➢ **操作说明**

选择【管理报表】→【疫苗出入库登记表】→输入【批号】→选择【品规】→点击【查询】

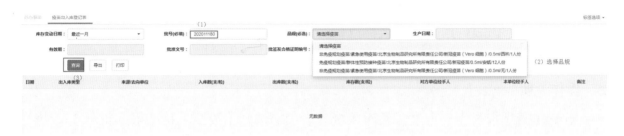

4.10 冷链设备使用情况

功能说明：该表可查询本单位或下级单位，冷链设备的超温时长、使用时长和设备检测情况。

➢ **操作说明**

选择【管理报表】→【冷链设备使用情况】→输入【设备类型】→点击【查询】

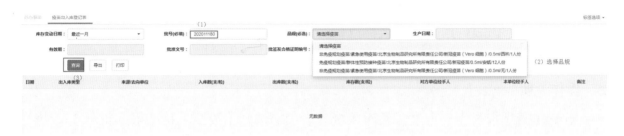

4.11 下级单位计划上报比对

功能说明：该表可选择疫苗名称，查询本单位或下级单位某个时间段内该疫苗的库存数、接种数和计划数。

➢ **操作说明**

选择【管理报表】→【下级单位计划上报比对】→选择【疫苗名称】→点击【查询】

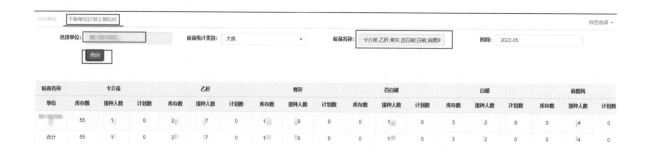

4.12 疫苗入库数统计表

功能说明：该表可选择疫苗名称或批号，查询市级或区级某个时间段内该疫苗的入库数。

➤ **操作说明**

选择【管理报表】→【疫苗入库数统计表】→选择【疫苗名称或输入批号】→点击【查询】

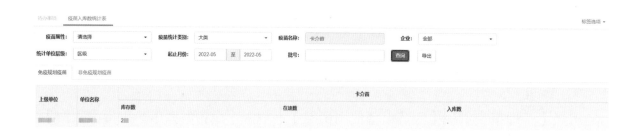

4.13 疫苗使用情况报表

功能说明：该表可根据疫苗名称、疫苗属性等查询本单位或下级单位某个时间段内疫苗的使用信息，包括疫苗计划数、入库数、使用数、报废数和库存数。

➤ **操作说明**

选择【管理报表】→【疫苗使用情况报表】→选择【疫苗名称或其他查询条件】→点击【查询】

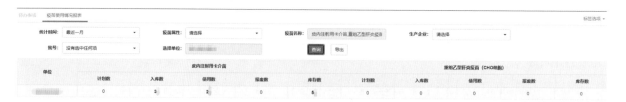

4.14 无法解析码统计表

功能说明：该表可根据疫苗批号或监管码等查询本单位或下级单位扫码失败的原因分析。

➤ **操作说明**

选择【管理报表】→【无法解析码统计表】→选择【疫苗批号或输入监管码】→点击【查询】

4.15 生物制品统计表

功能说明：该表可根据疫苗批号或疫苗种类等查询本单位或下级单位，疫苗相关的批号、剂量、规格、入库数、出库数、报废数等。

➤ **操作说明**

选择【管理报表】→【生物制品统计表】→选择【疫苗种类或输入疫苗批号】→点击【查询】

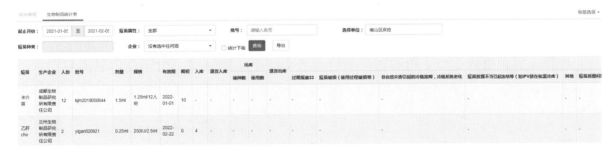

4.16 冷链设备使用情况状态预警统计表

功能说明：该表可查询本单位或下级单位冷链设备和使用状态预警（包括正常、接近报废和建议报废三种状态）。

➤ **操作说明**

选择【管理报表】→【冷链设备统计管理】→【冷链设备使用情况状态预警统计表】

→点击【查询】

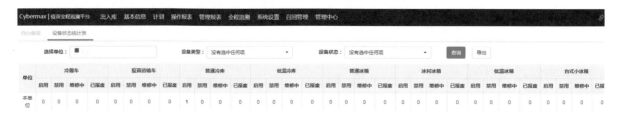

4.17 设备状态统计表

功能说明：该表可查询本单位或下级单位冷链设备状态，包括启用、禁用维修中和已报废状态。

➤ **操作说明**

选择【管理报表】→【设备状态统计表】→点击【查询】

4.18 新冠病毒疫苗库存信息汇总表

功能说明：该表可根据疫苗名称和企业等，查询本单位或下级单位新冠疫苗的入库数、下发数、批号、使用数、库存数、厂家名称等，还可选择查询数据是否按企业分组，并可导出当前数据、导出省市区疾控数据、导出门诊数据。

➤ **操作说明**

选择【管理报表】→【新冠病毒疫苗报表】→【新冠病毒疫苗库存信息汇总表】→点击【查询】

五、基本信息

5.1 批号信息管理

功能说明:收到厂家新批号时,疾控单位通过【批号信息管理】,录入批号的疫苗名称、疫苗厂家、疫苗生产日期和有效期、批签发号,录入之后,全省均可使用该批号进行入库、出库操作,且每个疫苗规格对应的批号只能录一次。

另:

（1）疫苗批号禁用之后,云南省所有接种单位均不可使用该疫苗进行接种（禁用这个一般不选择,如果已有批号信息有误,联系工程师处理）；

（2）在新增疫苗批号之前,需要先查询一下,该类型疫苗的批号系统是否存在,不存在可以根据疫苗包装盒上的批号信息添加,如下图所示。

➤ **操作说明**

（1）查询疫苗批号：选择【基本信息】→【批号信息管理】→【疫苗种类】→【生产厂家】→录入批号

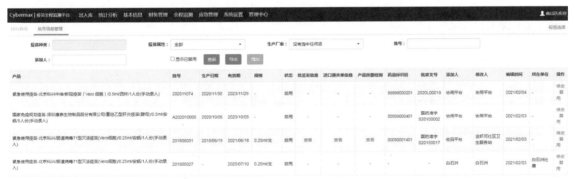

（2）添加疫苗批号,点击【增加】输入要添加疫苗的相关信息、批号、批签发号等,点击【确定】,批号添加完成。

5.3 配送单位基本信息查询

功能说明：该模块可用于新增和查询配送单位信息,包括统一社会信用代码、机构名称、机构地址、仓库地址等。

➢ 操作说明

选择【基本信息】→选择【配送单位基本信息查询】→点击【新增】，输入信息后点击保存，即可新增配送单位。

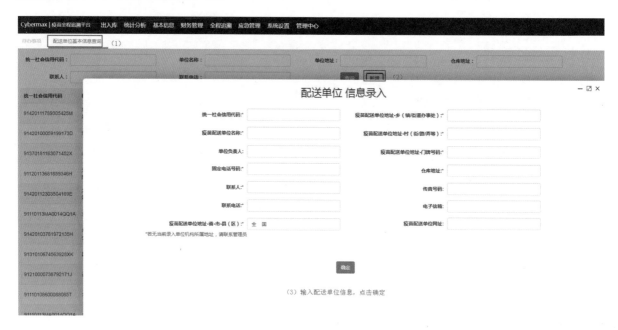

5.4 追溯码信息查询

功能说明：该模块可用于查询追溯码的信息，包括追溯码当前属于单位名称、冷库名称、品规、批号、最小包装数、追溯码父码等信息。

➢ 操作说明

选择【基本信息】→【追溯码信息查询】→输入【追溯码】→点击【查询】

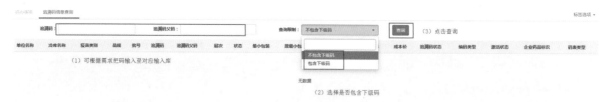

5.5 批签发号管理

功能说明：该模块可导入批签发文件。

➢ 操作说明

选择【基本信息】→选择【批签发号管理】→点击【导入文件】

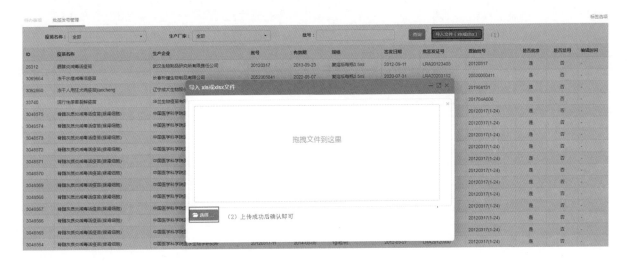

5.6 追溯码管理

功能说明：该模块可用上传监管码，并绑定对应的品规。

➤ **操作说明**

选择【基本信息】→选择【追溯码管理】→输入【批号】→点击【查询】
查询不到点击上传文件

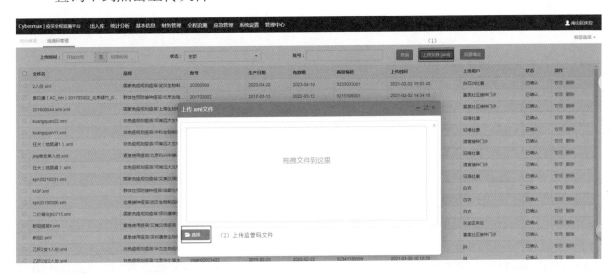

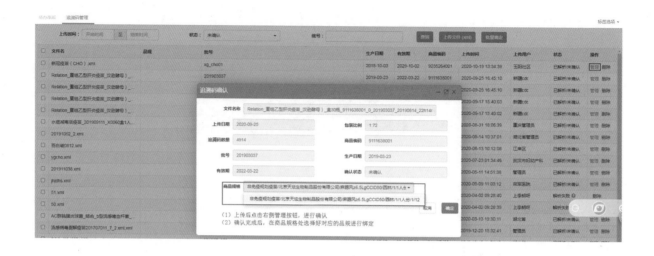

六、其他操作

6.1 综合搜索

功能说明：综合搜索用于查询疫苗批号信息、疫苗生产信息、流向信息、受种群体、该疫苗分布流向等，用于追溯疫苗生产厂商和疫苗流通、接种者等信息。

➢ **操作说明**

（1）选择【全程追溯】→【综合搜索】→输入【疫苗批号】→点击【综合查询】→点击【批号信息】进入该批号信息。

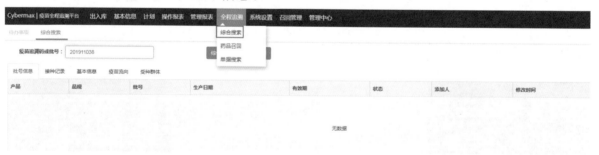

（2）批号信息，如下图

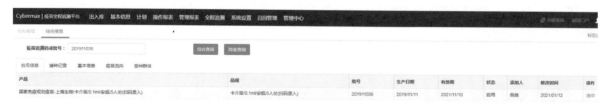

（3）选择【基本信息】，可查看当前疫苗的生产厂商、规格、批签发号等信息，

如下图

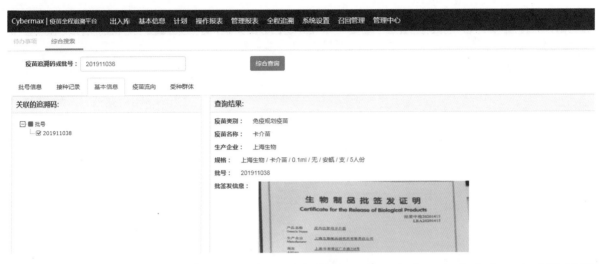

（3）选择【疫苗流向】，目前该批号疫苗的入库、出库、盘点库存、在途数量以及该疫苗的冷链温度，如下图

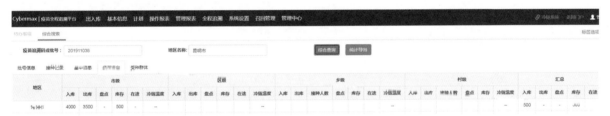

（4）选择【受种群体】，可查看当前批号疫苗接种儿童、接种单位、接种医生、接种日期等信息，如下图

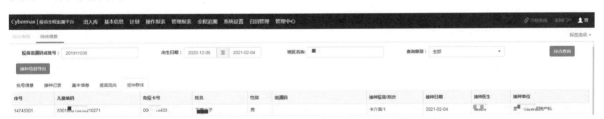

6.2 单据搜索

功能说明：单据搜索用于查询某条单据或某个追溯码的运输信息、批签发信息、质量检测报告、国药准字、财务发票和单据详情。

➢ **操作说明**

选择【全程追溯】→选择【单据搜索】→输入【追溯码或单据编码】→点击【单据

查询】查询相关信息。

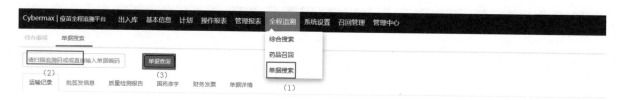

第二部分
预防接种信息管理系统（网页版）

一、运行环境

可以正常上网并能流畅浏览新闻网页的电脑一般都符合网页版的运行要求。

操作系统要求

微软 Windows 操作系统：支持 Win7、Win8、Win10，建议 Windows 7 以上，不建议在 Windows xp 系统上使用。

硬件要求

CPU：

最低要求：双核处理器，主频 2 GHz 以上；

建议：intel-i5 或相同主频的 CPU。

内存：

最低要求：4G；

建议：内存 4G 以上。

硬盘：

最低要求：可用空间 50G；其中系统盘可用空间 10G 以上。

建议：300G 以上。

显卡：

最低要求：32 位真彩色以上，分辨率 1280*960；

建议：分辨率 1440 * 1280。

网卡：

最低要求：100M 兼容有线网卡；

建议：1000M 有线网卡。

打印机：

最低要求：存折式打印机；

建议：存折式打印机、windows 兼容的激光打印机。

网络和浏览器要求

上网宽带：

最低要求：独立宽带 4M

建议：8 兆以上。

浏览器：

谷歌新版浏览器（Google Chrome）【推荐】；

火狐浏览器；

微软 Microsoft Edge。

二、新手帮助

您首次登录系统时，请向区级疾控联系获得系统登录网址和用户名密码。并按照以下流程使用系统：

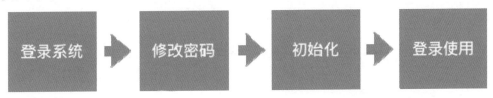

登录系统 ➡ 修改密码 ➡ 初始化 ➡ 登录使用

1. 登录系统

操作步骤

用电脑浏览器打开系统网址，输入登录账号、密码和验证码，点击登录。（如图 5-1）

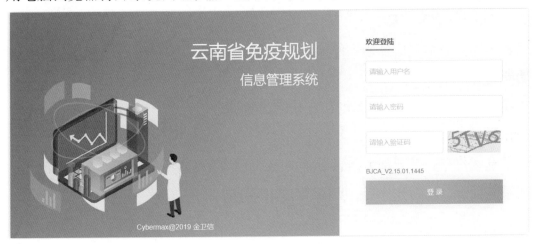

图 5-1 登录

说明：登录网址、账号和密码可向您的系统管理员索取；

修改密码

首次登录时，系统会提示修改密码才可以正常使用，按照密码强度要求修改即可；同时增加的登录账号没有关联身份证号，首次登录亦会要求用户自行录入身份证号码。

2. 初始化

1）初始化流程

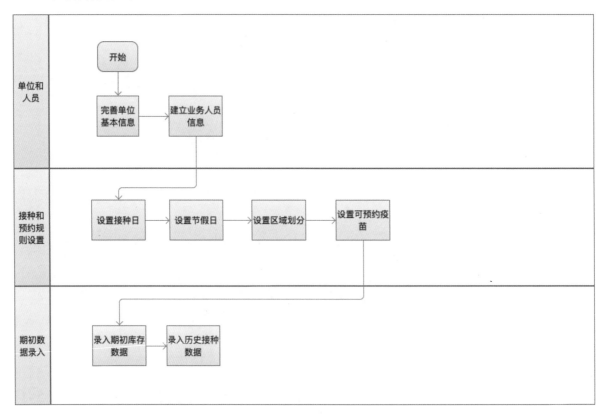

2）完善单位基本信息

完善本单位的基本信息，供各项业务功能使用。

功能路径

在线接种 → 设置 →门诊和人员 →基本信息

操作说明

设置基本信息：打开基本信息设置页面，正确填写各项信息，主要是单位名称、地址和联系电话等，填写完毕后，点**[保存]**进行保存。

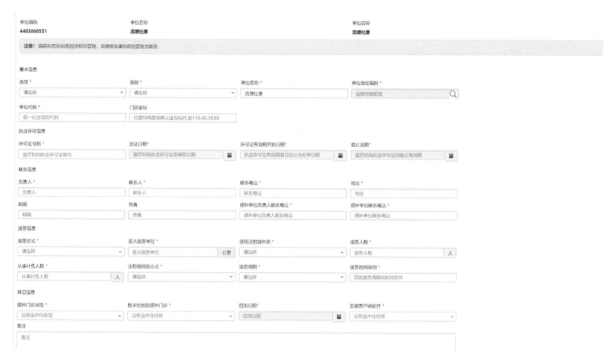

3）建立业务人员信息

建立本单位的业务人员信息。

功能路径

在线接种 → 设置 → 门诊和人员 → 业务人员

操作说明

新增人员：打开业务人员档案页面，点【新增】，进入新增业务人员页面，输入需要新增的业务人员的【基本信息】、【学历/任职信息】、【资格信息】后点击【确定】按钮保存。其中带*的为必填项，如果不想录入【资格信息】，可在【持有合格资格证】单选项里不勾选。

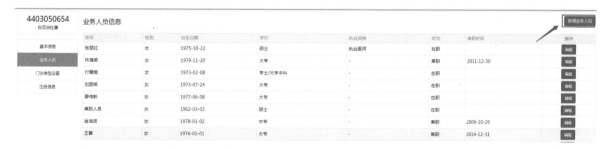

注：有些因客户端旧数据引起业务人员重复问题，请把重复业务人员中另一个档案出生日期修改成不重复，再设置成离职即可；

4）门诊类型设置

设置本单位的门诊类型。

功能路径

在线接种 → 设置 → 门诊和人员 → 门诊类型设置

操作说明

门诊类型：打开门诊类型设置，进入设置界面。选择符合该门诊当前的门诊类型进行设置。

（1）小型门诊：默认为小型门诊，点保存即可。

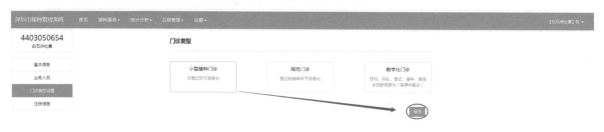

注：小型门诊接种不支持疫苗登记和扫电子监管码接种，同时后面提到的接种台和登记台，虽然在操作上类似，但不是针对小型门诊。

一般情况下，接种点不选择小型门诊这个类型。后期会择机取消这个类型。

（2）规范门诊：点击规范门诊，进入规范门诊界面，进行工作台的设置。点右侧【新增】进入工作台设置界面，可以根据门诊单位的具体情况进行台号、台名、可操作疫苗、工作台类型进行设置。

注：工作台类型有【登记】和【接种】两个类型供选择。可操作疫苗可以根据本登记台或接种规范设置相对应的可操作疫苗。完成后点【保存】，完成对工作台的设置保存。退回到规范门诊界面后，可看到设置的工作台类型，可以对其进行删除、修改操作。确认信息无误后点又下角的【保存】，成功界面右上角会出现工作台登录提示标志。点击登录，选择对应的工作台即可进入对应的操作界面完成登记和接种工作。

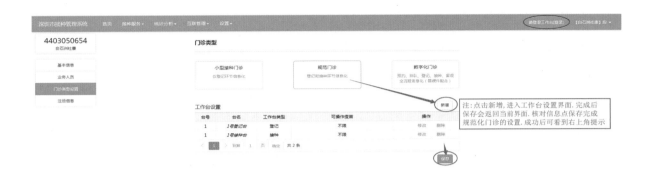

（3）数字化门诊：点击数字化门诊，进入数字化门诊界面。首先，需要进行数字化门诊集成设置，在【数字化服务器 Url】选择和输入对应的地址即可。完成后可点登陆数字化门诊服务器，可跳转到数字化门诊，该地址配置正确。其次进行工作台的设置。可以直接点【从数字化同步】，可以把数字化设置好的工作台同步到当前工作台设置界面。

注：规范化门诊与数字化门诊区别在于，数字化门诊可以叫号、取号，规范化门诊不可以。

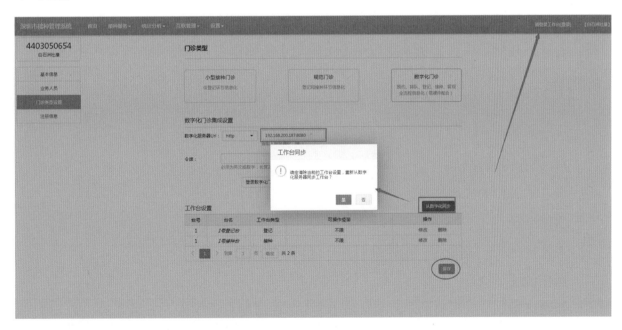

5）设置接种日

设置本单位的接种工作日。

功能路径

在线接种 → 设置 → 接种设置 → 接种日

操作说明

接种类型：可按日、周、按圩日三种方式设置。**区域预约规则**：点击右边的【添加】按钮，可为区域设置特殊的接种日。**疫苗预约规则**：点击右边的【添加】按钮，可为疫苗设置特殊的接种日。**每日门诊量上限**：设置一个数值，或者设置为 0。设置完成后，点击【保存】。

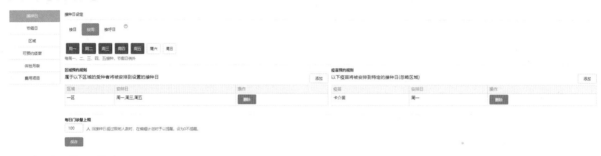

6）设置节假日

设置本单位的节假日。

功能路径

在线接种 → 设置 → 接种设置 →节假日

操作说明

新增节假日：点击右边的【新增节日】按钮，可新增节假日。新增节假日，输入节假日名称、开始日期、假期天数后点击【确定】按钮保存。其中安排日期可不选择。

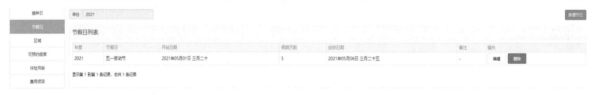

7）设置区域划分

设置本单位的区域划分。

功能路径

在线接种 → 设置 → 接种设置 → 区域

操作说明

新增区域：点击右边的【新增区域】按钮。在新增页面中输入区域名称、显示顺序、接种时间说明、接种地点说明、是否统计应种（可根据本单位门诊实际情况进行选择，默认不勾选。勾选后 6-1 报表统计时，将不再统计本区域儿童应种数）、责任人（必选，可根据责任人查询对应的管理儿童，发送接种通知）信息确认无误后点击【确定】按钮保存。居委会可不选择。列表操作功能可以修改和删除。

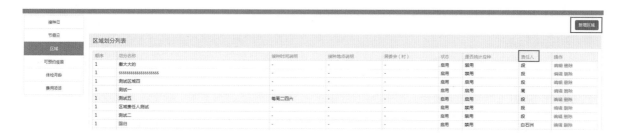

注：请根据实际情况确认区域是否勾选"是否统计应种"。

8）设置可预约疫苗

设置本单位的可预约疫苗。

功能路径

在线接种 → 设置 → 接种设置 → 可预约疫苗

操作说明

开启儿童预约：点击儿童是否预约列下面的【开启预约】按钮。

关闭儿童预约：点击儿童是否预约列下面的【关闭预约】按钮。

开启成人预约：点击成人是否预约列下面的【开启预约】按钮。

关闭成人预约：点击成人是否预约列下面的【关闭预约】按钮。

修改：点击【编辑】按钮，在修改页面设置是否预约、默认接种部位（注：可以选择配置疫苗对应的接种部位，在接种登记的时候可以不用选择接种部位）、默认免费接种、登记参考价、计划参考价说明等信息，点【确定】按钮保存。

疫苗名称	疫苗属性	默认免费接种	儿童是否预约	成人是否预约	参考价格 疫苗登记	预约计划	操作
卡介苗	免疫规划	是	是	开通预约	0	-	编辑
卡介苗测试	免疫规划	是	开通预约	开通预约	0	-	编辑
乙肝(酵母酵母)	免疫规划	是	是	开通预约	0	-	编辑
乙肝(汉逊酵母)	免疫规划	否	开通预约	开通预约	0	-	编辑
乙肝（测试）	免疫规划	是	是	开通预约	0	-	编辑
脊灰(减毒二倍体)	免疫规划	是	是	开通预约	0	-	编辑
脊灰(减毒猴肾)	免疫规划	否	是	不可预约	0	-	编辑
脊灰减毒(液体)	免疫规划	是	是	不可预约	0	-	编辑
二价脊灰疫苗	免疫规划	是	是	开通预约	0	-	编辑
二价脊灰疫苗(糖丸)	免疫规划	是	是	开通预约	0	-	编辑
百白破	免疫规划	是	是	开通预约	0	-	编辑
百白破(无细胞)	免疫规划	是	是	开通预约	0	-	编辑
白破	免疫规划	是	是	开通预约	0	-	编辑
破伤风	免疫规划	否	是	开通预约	0	-	编辑
麻疹	免疫规划	是	是	开通预约	0	-	编辑

注：脊灰免规疫苗暂时只启用二价脊灰疫苗(糖丸)预约；后面编辑按钮可以对每个疫苗默认接种部位、价格等进行设置；

9）设置体检月龄

设置本单位的体检月龄。

功能路径

在线接种 → 设置 → 接种设置 → 体检月龄

操作说明

设置体检月龄：体检月龄范围是 1 月–36 月龄，在此区间内医生可以根据实际情况设置即可，设置方法：点击对应月龄月龄框变【红】表示设置成功，再次点击变红的月龄框可以取消该月龄设置。在该设置框下，可设置体检费用，在打印体检单时，会打印费用记录，进行缴费。

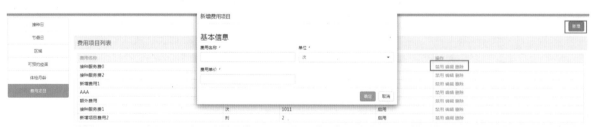

10）设置费用项目

设置本单位的费用项目。

功能路径

在线接种 → 设置 → 接种设置 → 费用项目

操作说明：项目费用，右上角新增弹出新增界面，可以新建费用项目，按照要求填写信息，保存即可新增成功。完成新增后，信息会显示在列表，操作栏可以对应的使用禁用启用、编辑、删除功能。在接种的时候可以勾选对应的项目费用打印到处方单。

3. 首页

用户登录系统，登录成功后跳转到系统首界面。

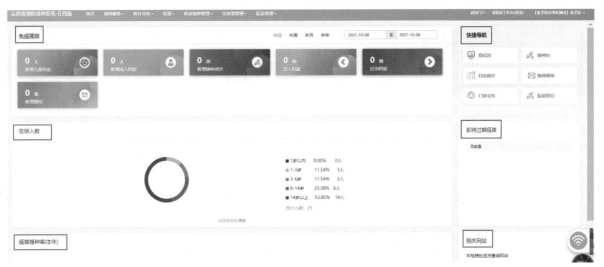

操作说明

1. 免疫简报：可以在规定的区间内统计对应的新增儿童档案、新增成人档案、新增接种剂次、迁入档案、迁出档案、接种通知的具体数字信息。

2. 快捷导航：点击登记台、接种台、日志统计、接种通知、门诊公告、疫苗登记可快速进入对应的功能界面。

3. 在册人数：统计本单位管理的在册人数，包括临时接种与成人档案。

4. 即将过期疫苗：疫苗效期小于 30 天，会再次给予提示。

5. 疫苗接种率（本年）：统计本年疫苗接种率。

6. 相关网站：可点击可以跳转到对应的网站界面。

三、系统流程

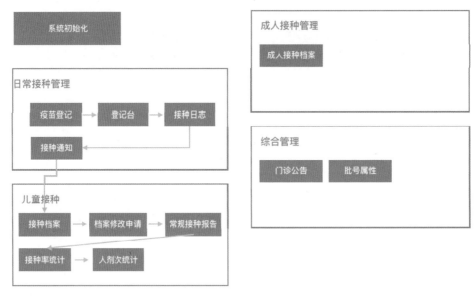

业务流程描述

1.建立本单位的相关基础信息，详见新手帮助"初始化"。

2.日常接种管理流程：首先进行"疫苗登记"，手动增加可用疫苗（集成追溯可直接导入追溯库存，不用手动增加）；医生登记时在"登记台"录入接种信息，系统自动扣减可用疫苗，接种医生在接种台根据登记台信息进行扫码接种确认。

3.儿童档案管理流程：儿童迁出、失访时，标识"接种档案"的管理状态，系统报表统计时忽略不在册的接种档案；如开启修改申请，修改接种记录时，需提交申请并经疾控审核通过后系统自动修改。

4.成人接种管理流程：略。

5.发送门诊公告流程：发送门诊公告时录入"门诊公告"，系统会向本单位管理的儿童发送通知。

四、接种服务

1.疫苗登记

用户每天登录后，需在【疫苗登记】中登记今天可使用的疫苗，用于【接种登记】模块的今日接种疫苗录入。如未在【疫苗登记】导入疫苗，则今日接种疫苗时将没有疫苗可选择。

操作步骤

菜单位置：（1）.首页→【接种服务】→【疫苗登记】；（2）.首页→【快捷导航】→【疫苗登记】

在首页，鼠标点击【接种服务】，点击【疫苗登记】进入疫苗登记页面或在首页快捷导航点击【疫苗登记】进入疫苗登记页面，（操作步骤如图7-1）。

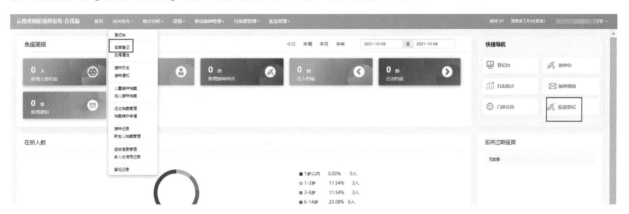

图 7-1 进入疫苗登记开启疫苗追溯集成

疫苗登记右上角操作功能只可操作导入库存，点导入库存会弹出导入库存对话框，此对话框会显示疫苗追溯给予的所有疫苗库存数据。左侧勾选需要导入的疫苗点确认即可导入库存。

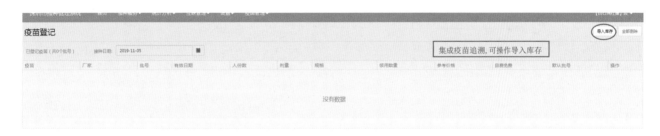

图 7-6 库存导入

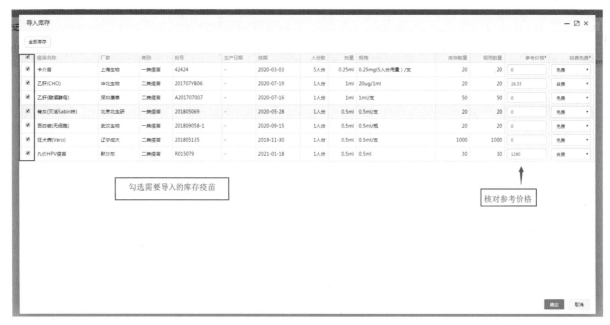

图 7-7 疫苗库存导入

c.疫苗登记查询，接种日期选择指定日期可以查询到当天所做的疫苗登记信息。

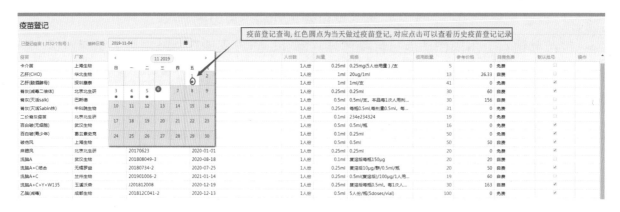

2. 接种登记

a1.操作说明【规范门诊】

功能路径

菜单导航 → 接种服务 → 登记台

首页 → 快捷导航 → 登记台

根据实际情况选择对应登记台；

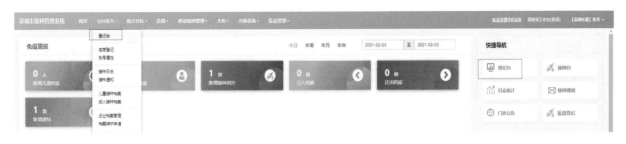

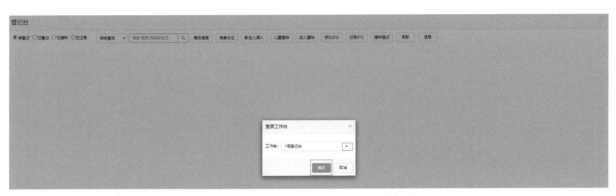

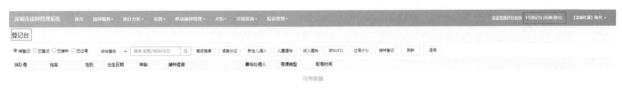

a1-1.快速查询儿童档案：

在 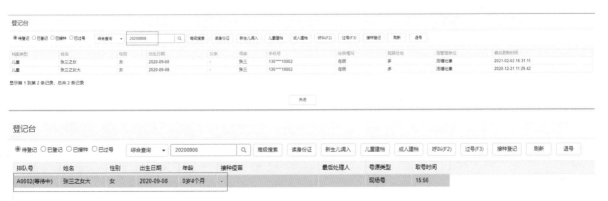 中输入条码（支持扫码查询）、出生日期（格式例子 20200908）、编码、二维码（支持扫码查询）、识读身份证（支持身份证识读查询）、识读社保卡查询，按回车键或者点放大镜，然后在查询结果列表中选择自己要操作的档案。

在排队号双击进到个案操作主页面：

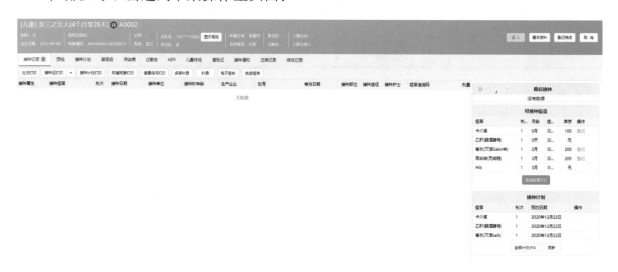

a1-2.高级查询儿童档案：

点"高级搜索"弹出搜索框，选择查询范围和查询方式并输入查询条件，点击【查询】，在查询结果列表中选择一个档案查看。

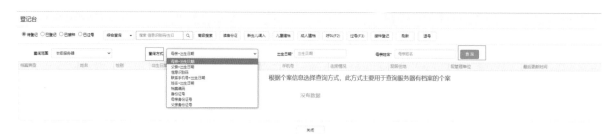

b.新建儿童接种档案：

点击【儿童建档】输入基本信息、监护人和联系方式，居住/户籍等信息点击【确定】保存。

注:支持身份证识读,在录入身份时点对应的读身份证即可识读,同时也支持预建档调用建档，建档界面页脚。

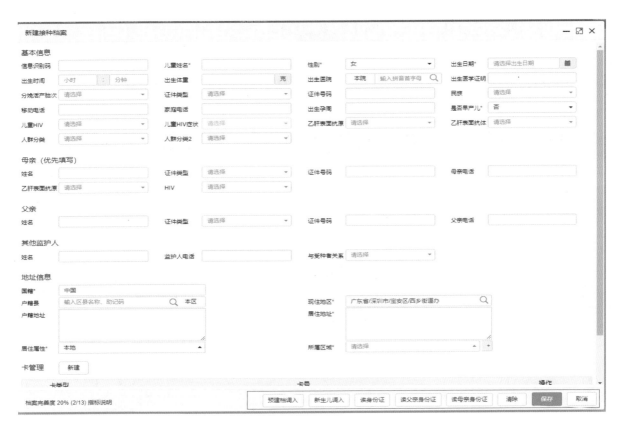

建档详细操作说明：

1）从新生儿导入建档：点【新生儿调入】弹出新生儿查询选择框，输入查询条件，点【查询】并选择列表的一行，点【确定】添加到档案信息中，完善其它信息后点【确定】保存此档案；

2）**清除填写的信息：** 点【清除】恢复为空白表单

3）**录入国籍、选择户籍-区县地址、现居住-街道地址、出生医院：** 点击 显示
地址参照选择框，检索并打勾选择一个地址，点【选择】添加到地址中

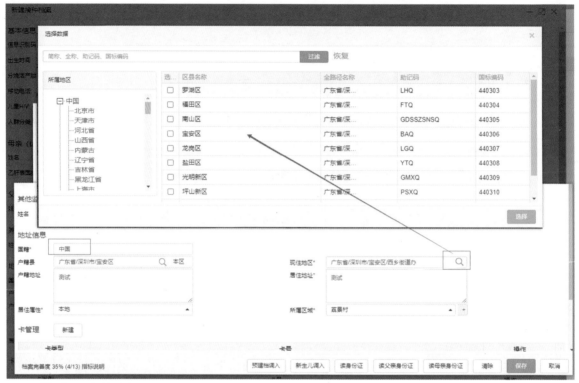

c.修改基本资料：

规范门诊和数字化门诊个案登记界面右上角点击"基本资料"即可进入修改当前
个案修改基本资料界面；

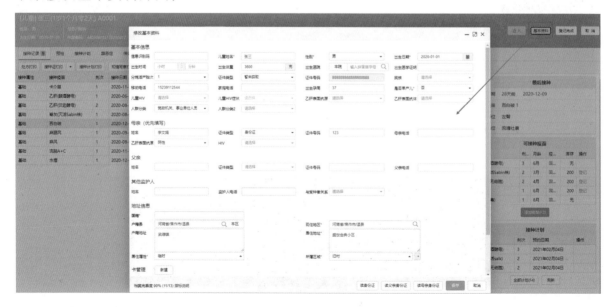

d.新增今日接种记录：

1）规范门诊和数字化门诊如下：

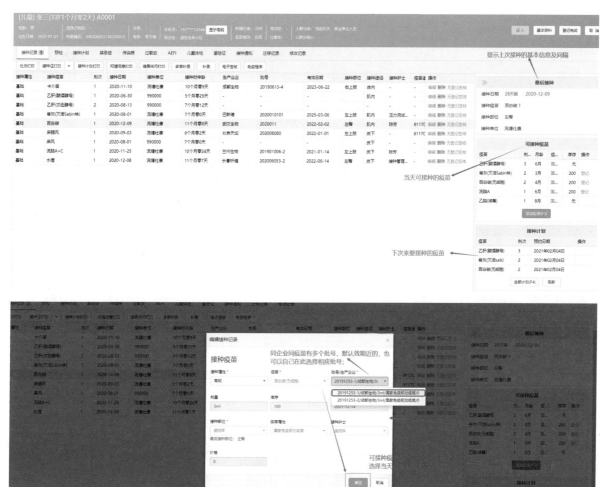

修改接种记录：

点接种记录列表中的【编辑】弹出编辑框，可以修改非灰色框中所有信息，如疫苗属性、批号、接种部位、免费自费并选择接种护士后点【确定】。

注：后台启用了超过时间后可申请维护，则需要提交维护申请单。后台启用了超过时间不允许修改时，编辑和删除按钮为灰色不可点；同时想修改接种属性只能删除记录重新补录。

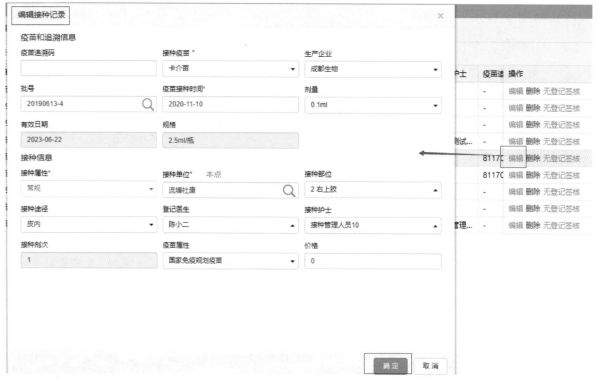

删除接种记录：

在接种记录列表选中待删记录，点【删除】，确认后点【确定】进行删除。注：后台启用了超过时间后可申请维护，则需要提交维护申请单。后台启用了超过时间不允许修改时，删除按钮为灰色不可点。

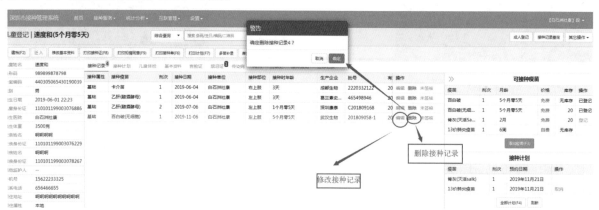

补录历史接种记录：

补录：单苗补录，一次只能补录一个剂次；

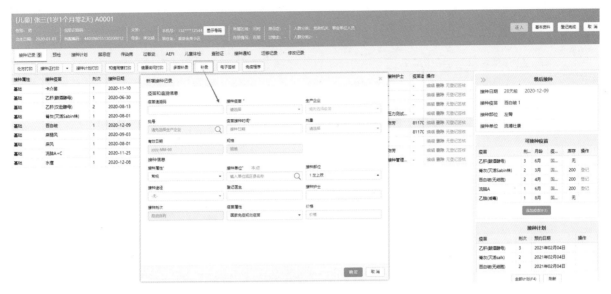

多苗补录：一次可以录入多个剂次；

e.接种计划

操作步骤：在接种登记首页点击【接种计划】，可查看受种者的全程接种计划（如图 7-23)；如果受种者对某种疫苗有禁忌症或门诊日有改变以及选择接种不同厂家的【流脑 A+C 结合免疫程序】，可对接种计划进行【选择非免规疫苗】、【重新生成】、【移除所有非免规疫苗】或【编辑】，下面会有说到这些情况。【编辑】里可以"推迟接种"、【重新生成】、【选择非免规疫苗】步骤：在接种登记首页点击【接种计划】tab 页面，接着点击【编辑】图标（如图 7-24 ），之后再点击【推迟接种】或【重新生成】（如图 7-25 ），接种计划就会推迟接种或重新生成；【选择非免规疫苗】（如图 7-26 ）可以选择非免规疫苗或可选择特殊按厂家程序接种疫苗等。

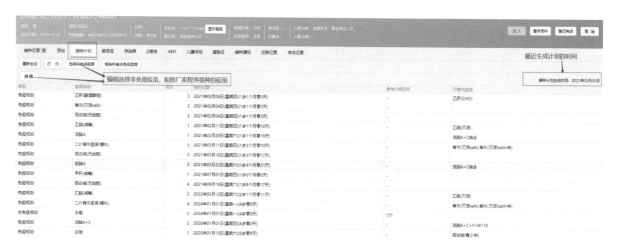

图 7-23 接种计划

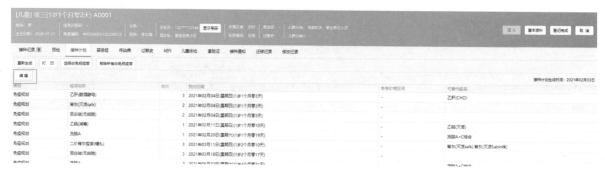

图 7-24 接种计划

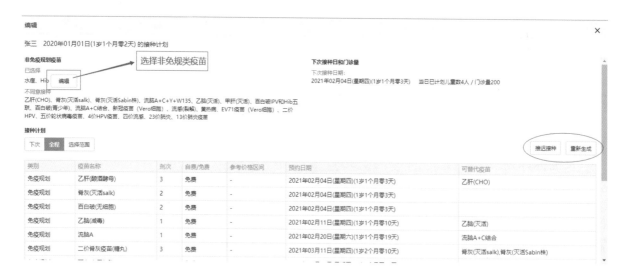

图 7-25 接种计划

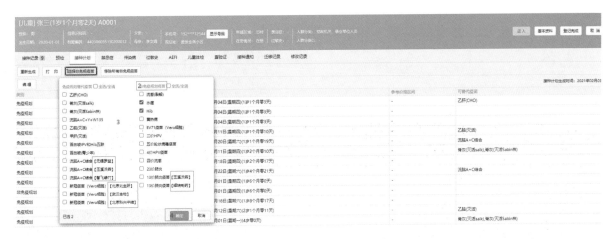

图 7-26 接种计划

f.异常信息

操作步骤：

添加异常信息：在登记台详情页点击【禁忌症】【传染病】【AEFI】【过敏史】，可在对应的弹窗内完成对应的信息填写，确认后保存。完成后对应的 tab 会红色字体显示信息条数，并展示具体的异常信息，可操作编辑与删除。在每次对这个儿童接种登记的时候，都会弹出友好提示信息，以便于医生查看异常信息。

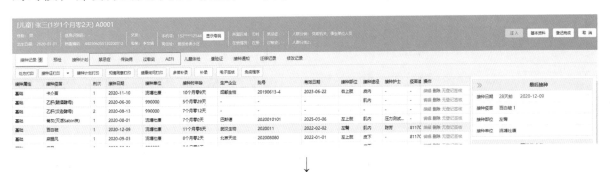

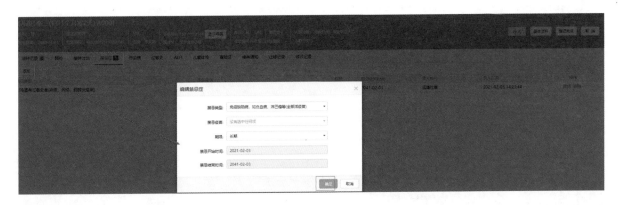

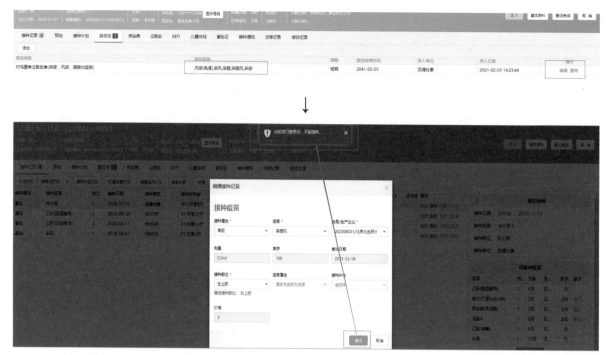

g.接种通知与修改记录

操作步骤

Tab 选择接种通知,可以查看当前儿童的接种通知记录。或选择通知方式，进行接种通知。

Tab 选择迁移记录,即可查看儿童的迁移信息记录。

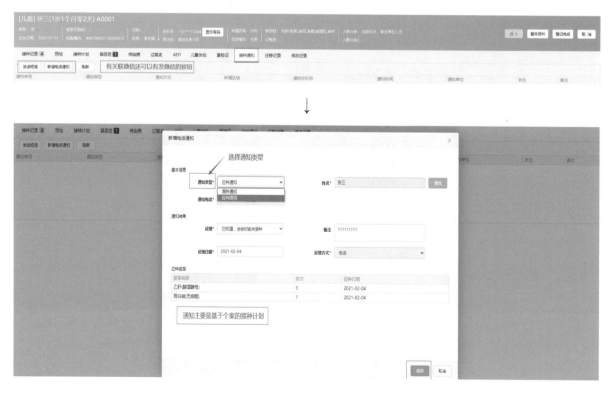

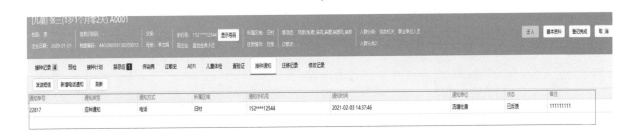

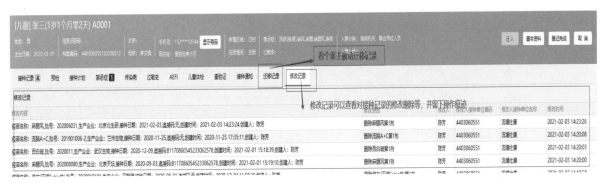

h.打印

操作步骤

在接种首页，选择【接种证打印】【处方打印】【接种计划打印】【健康询问打印】，都可以跳转进入对应的打印界面进行打印。选择需要打印【预防接种证】（这里用预防接种证举例），图7-30，进入【预防接种证】打印页面后，选择【接种证类型】、【打印机】，点击【打印】，即可成功打印（默认打印接种资料，如图7-30。勾选需要打印的疫苗，根据提示把接种证翻到指定的页面打印（步骤如图7-31），即可打印成功。）；如要打印基本资料，则点击【基本资料】，如图7-30。

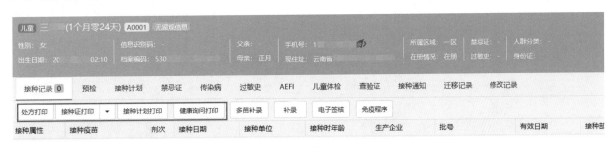

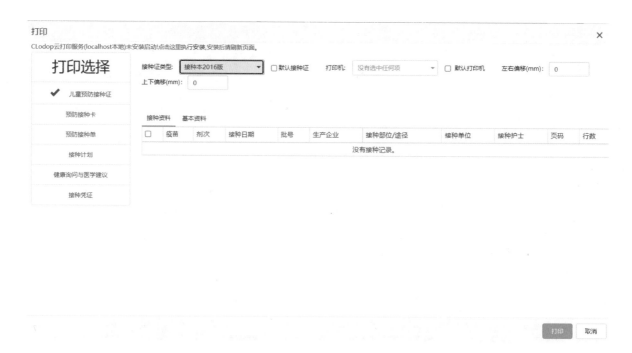

图 7-30 打印预防接种证

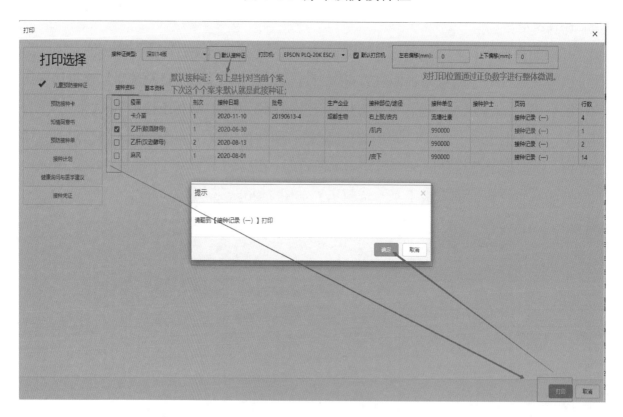

图 7-31 打印接种记录

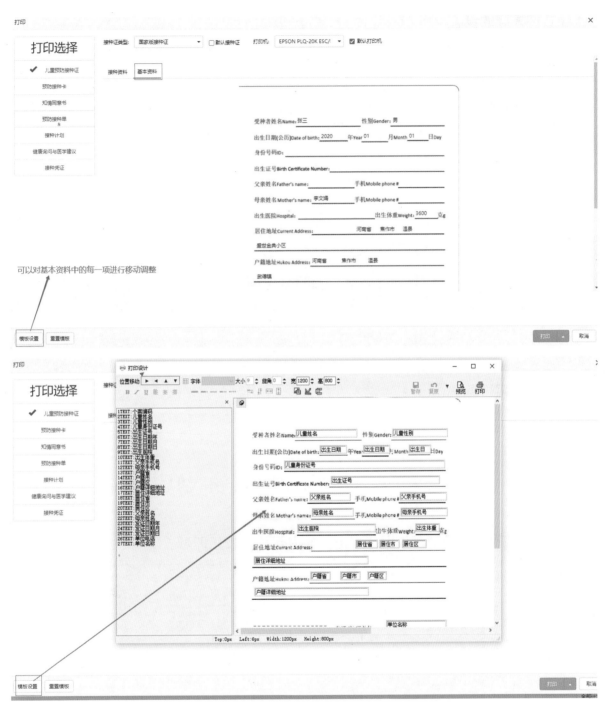

图 7-32 打印基本资料和调整基本资料

登记流程小结：

登记台登记--进入个案--添加疫苗--打印--登记完成，个案进入"已登记"状态；想登记其他个案再从"待登记"开始即可。

i.打印模版的设置

登录后台管理系统，可以对处方、接种证、知情同意书、健康询问、国家接种凭证和接种计划等，进行设置。

注：此设置一般是由使用者提供模版文件和实物，再由开发人员进行设计调整。

j. 查验证

操作说明

当前儿童登记详情界面选择查验证,点击添加可跳转至当前儿童查验界面,点击登录可跳转登录查验证。

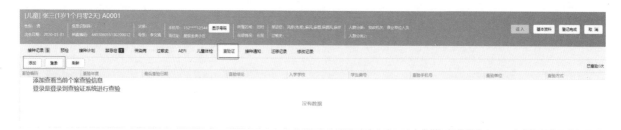

k.成人登记及建档

操作说明：【规范、数字化门诊】

对于已经建档过的档案直接在登记台，查询登记,请注意目前登记台查询不分成人和儿童；成人登记操作和儿童一样，这里不再进行描述。

成人建档直接在登记台界面，点击"成人建档"按钮即可。

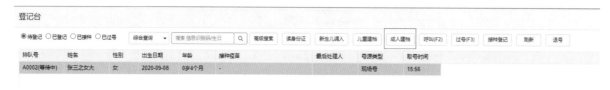

新建成人档案   ×

基本信息

姓名 *		性别 *	请选择	出生日期*	请选择出生日期
联系电话*		职业*	请选择	信息识别码	
证件类型	身份证	证件号码		人群分类	请选择
人群分类2	请选择	学历	请选择	婚姻状况	请选择
工作单位/学校名称					

地区

国籍*	中国	户籍地址-省/市/区	输入区县名称、助记码 本区 +
户籍地址-详细地址		现居住地址-省/市/区*	广东省/深圳市/宝安区/西乡街道办 +
现居住地址-详细地址*	同上	居住属性*	请选择
所属区域*	请选择	备注:	最多输入50个字符

预建档调入   读身份证   确认   取消

1. 儿童体检与预检

体检操作步骤

首先,在系统初始化的时候需要在菜单设置→接种设置→体检月龄 完成体检月龄的设置。其次在登记详情界面选择到儿童体检，点【生成】，即可完成体检计划。完成儿童体检后，可在操作栏点登记，打印体检单。

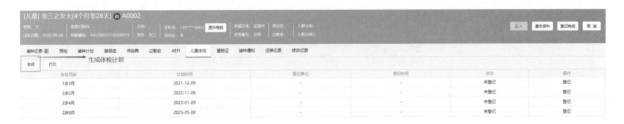

m.预检操作步骤

首先需要开启预检开关（可联系系统管理员完成），完成后开启后重新登记系统即可，进入登记台，在没有完成预检时，会自动跳转至预检界面。点击【新增】右侧会弹出预检询问表，可按照表内问题，一一确认填写即可。保存可生成预检记录，预检记录可进行打印。重置可修改。注：开启预检后，必须完成预检才可进行接种登记。

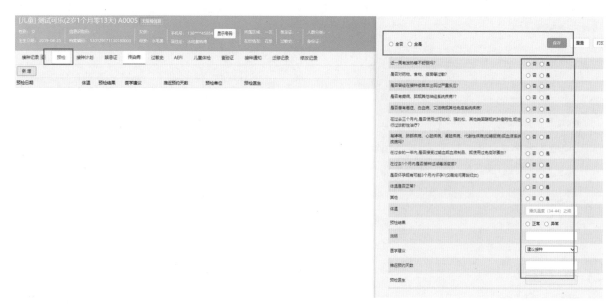

n.电子签核、免疫程序

电子签核：用于非纸质化打印知情同意书、健康询问等，且签核生成的电子文档会上传到专门服务器进行存储。

免疫程序：用于查看当前，省里定义的免疫程序方案。

o.接种台

功能路径

在线接种 → 接种服务 → 接种台

首页 → 快捷导航 → 接种台

1）根据实际情况选择对应接种台；

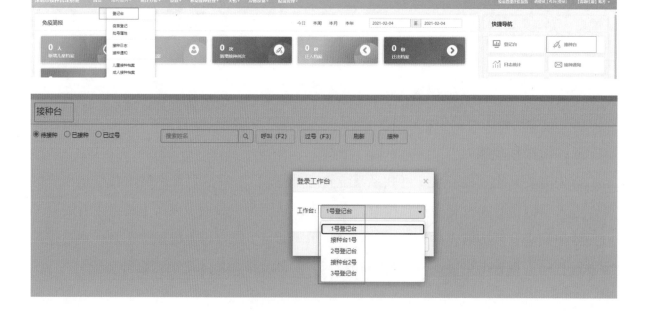

2）在接种台待接种状态选择对应的个案进入接种界面如下图：

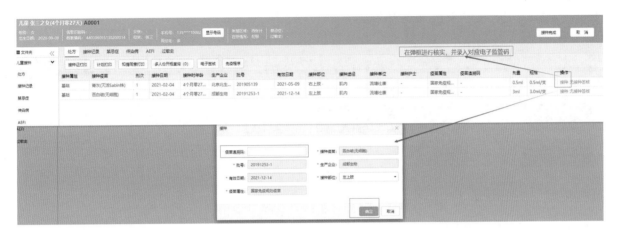

3）点击记录后的"接种"按钮，在弹框里核实接种信息是否正确、录入电子监管码，点确定；

4）当前个案记录都点"接种"完成后，点右上角接种完成，至此当前个案接种流程正式完成。

注：1、档案在待登记和待接种状态下所有工作台（登记台、接种台）都能查看，当由具体的工作台操作到已登记、已接种状态就只能对应的台子才可以查看；

2、接种完成后发现系统录入部分信息和实际有误，要进行反向操作，即对应的接种台取消所有针次，再到登记台进行修改。

3、接种通知

操作步骤

菜单位置：（1）首页→【接种服务】→【接种通知】（默认不查当前已经发送过的通知列表）；

（2）.首页→【接种服务】在菜单栏选择【接种通知】，点击【接种通知】进入接种通知页面或在首页→快捷导航直接点击【接种通知】（如图7-38）；

可按条件查询接种通知（如图7-39）；

可添加新的接种通知：在接种通知界面点击【新增向导】，选择【通知类型】、【接种疫苗】、【所属区域】【出生时间段】、【安排日期】、【排除对象】后点击【开始查询】查询出本单位需要通知应种儿童和漏种儿童。（如图 7-40），查询出通知儿童，可按照向导页面表头显示功能进行对应的操作。

【返回重查】返回到查询界面

【全部发送短信、全部发送微信】可给予当前查询到的儿童发送通知，注：微信需要后台开启集成，儿童有关联到微信才能发送成功。

【导出】导出数据。

【完成】返回接种通知首页。（如图 7-41）。接种通知首页新增通知类型可以根据条件查询儿童,完成单条接种通知发送。图 7-42 接种通知

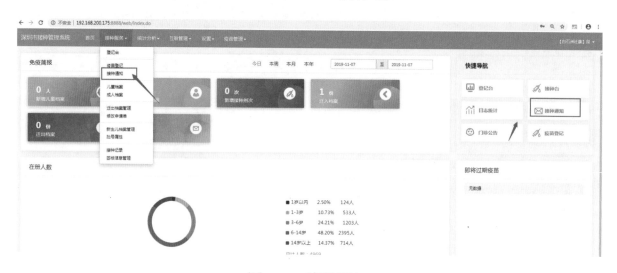

图 7-38 接种通知

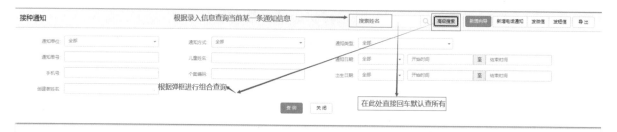

图 7-39 接种通知查询

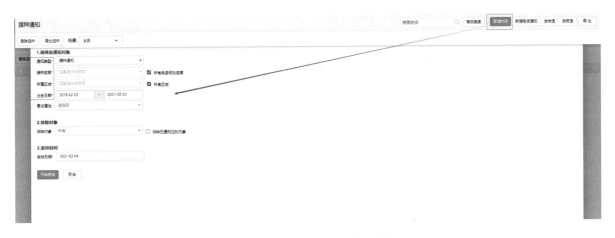

图 7-40 可通知儿童查询

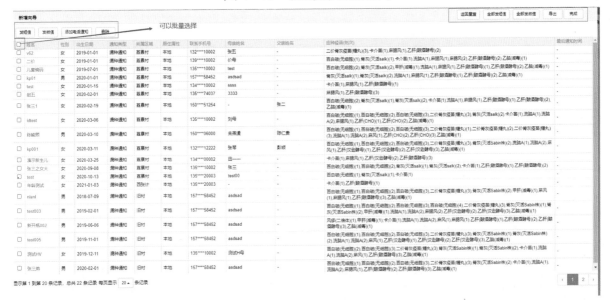

图 7-41 接种通知

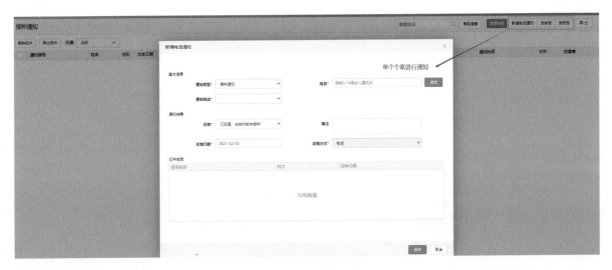

图 7-42 接种通知

4. 儿童接种档案/成人接种档案

功能路径

菜单导航 → 接种服务 → 儿童接种档案/成人接种档案；默认不进行查询操作得用户自己去"高级搜索"按条件进行录入查询，也可以直接在"高级搜索"框直接回车代表查询成人或儿童所有档案。

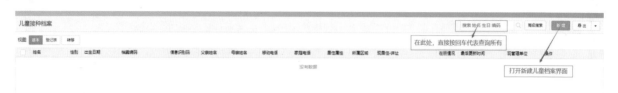

操作说明

详情:儿童基本资料展示,可进行编辑修改、个案迁入、个案迁出、删除、死亡恢复;可查询到接种记录/预约计划/异常信息/修改记录/迁移记录。

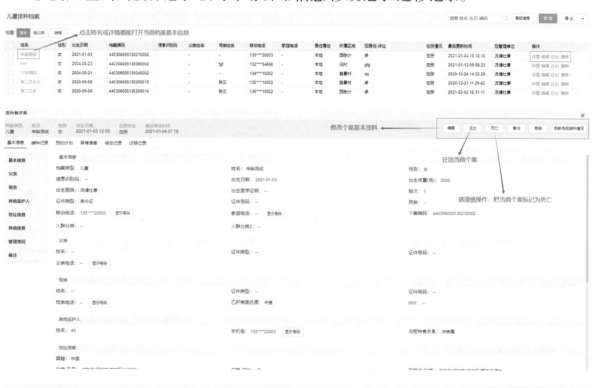

修改档案：在接种档案页，点击【编辑】，输入需要编辑的出生信息，监护人信息，居住/户籍信息，点击【保存】。注意：修改了【出生日期】或【区域】会重新生成接种计划。

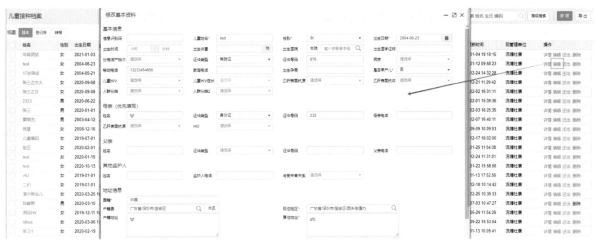

快速查询与高级查询： 在输入框输入姓名、手机号、条形码、编码、生日后按回车键即可查询。点【高级搜索】，在搜索条件里输入或者选择，点击【查询】，即可查询过滤接种档案。

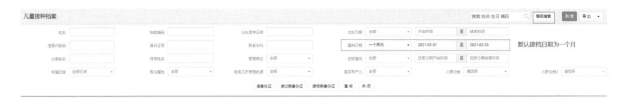

查看档案详情： 点【档案姓名】或【详情】即可查看到档案的详情。

迁出档案： 点【迁出】，然后在新页面上录入迁出原因和备注，点【确定】即可迁出该档案。

删除档案： 点【删除】，然后点击【确定】即可将档案标识为删除状态。

恢复档案： 点【恢复】，然后点击【确定】即可将档案恢复为正常状态。

5. 迁出档案管理

功能路径

菜单导航 → 接种服务 → 迁出档案管理

操作说明

可以按照迁出时间范围内选择出生日期查询到对应儿童迁移记录信息。注：迁出档案管理，管理的是被其他接种单位主动迁走的儿童。点击档案编码可以跳转到详情界面，可以按照儿童状态做相对应的操作。儿童不在本单位管理的可迁入本单位。

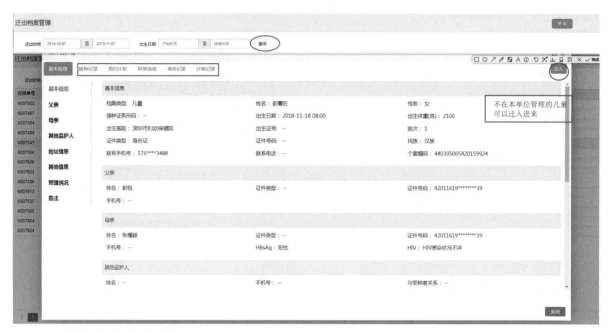

6. 档案维护申请

功能路径

菜单导航 → 接种服务 → 档案维护申请

操作说明

新增申请单： 在登记台中修改接种记录、或者删除接种记录时，系统会自动判断是否需要提交申请。

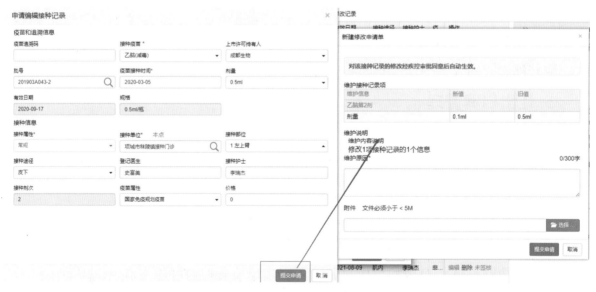

查询申请单： 在 ［搜索儿童姓名］ 输入儿童姓名，回车即可查询。

导出列表： 在申请单列表页面，点【导出】按钮将单据列表导出为 Excel 文件中。

状态过滤： 点击状态下拉框，显示按状态过滤后的单据。

查看申请单详情：点击列表中的【详情】或者行的任意位置均可查询。

审核申请单：区县市级在免疫规划管理平台中审核；

7. 新生儿档案管理

功能路径

菜单导航栏 → 接种服务 → 新生儿档案管理

操作说明

新生儿查询:按照查询条件,录入对应信息可查询出对应新生儿信息。

新生儿资料显示查询到的数据可以点击该条数据的任意位置,右侧会弹出该儿童的基本信息记录。已经完成审核的，未建档的儿童可以右上角点【转成儿童档案】即可跳转至儿童建档界面完成建档。可以批量备注儿童，选中信息导出，全部导出。单个儿童修改备注可以在详情信息页面页头有修改按钮。点击修改备注即可。

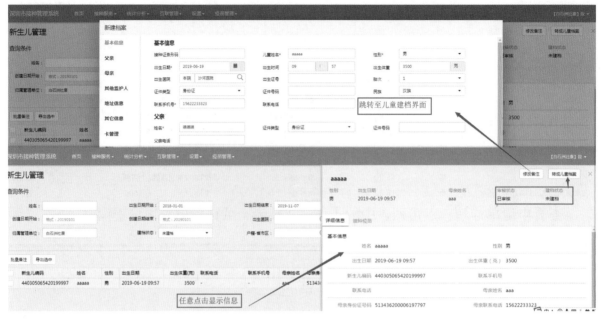

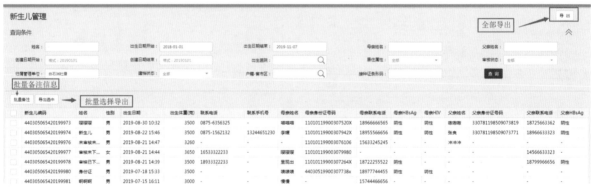

8. 批号属性

功能路径

菜单导航 → 接种服务 → 批号属性

操作说明：显示新增的疫苗批号信息，可以根据查询条件查询批号记录、新增、导出。列表操作栏可以编辑修改、变更批号、禁用批号功能。

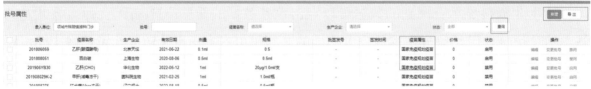

注：批号属性主要用于补历史接种记录时，带不出来批号效期、剂量等时；这里请留意疫苗属性一定要选择好对应关系。

9. 接种记录

功能路径

菜单导航 → 接种服务 → 接种记录

操作说明：点击接种记录，进入接种记录页面。场景默认今日登记疫苗，场景可以下拉选择查询对应时间区间内的疫苗接种记录。快速搜索可以输入批号回车查询，高级搜索可以录入或选择对应的条件进行查询。右侧儿童登记与成人登记按钮，点击可以跳转至对应的功能界面。导出按钮可以导出接种记录表，以查询到的记录条数为准不可超过5000条。儿童个案编码点击可显示基本信息可进行编辑修改、个案迁入、个案迁出、删除、死亡恢复;可查询到接种记录/预约计划/异常信息/修改记录/迁移记录。任意行点击可显示儿童接种登记详情。操作栏功能：完成签核可以在此查看签核信息。

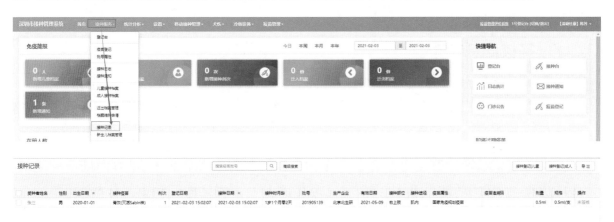

注：接种记录列表默认查询当天登记信息，如要查其他范围请选择此界面的"高级搜索"对话框进行。

10. 接种日志

功能路径

菜单导航 → 接种服务 → 接种日志

操作说明：点击接种日志，进入接种日志页面。默认统计接种当日数据，可以按接种属性、剂次、区域、批号统计。

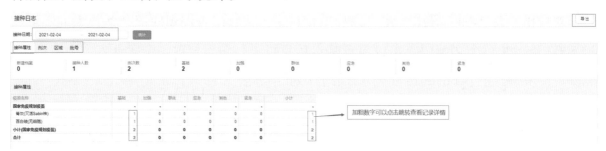

11. 签核信息管理

功能路径 → 接种服务 → 签核信息管理

操作说明:可以选择或输入对应的条件查询签核信息记录。页面右上角导出可以导出查询到的所有数据，信息栏左侧的导出需要选中数据后导出。点击信姓名可以显示儿童基本信息可进行编辑修改、个案迁入、个案迁出、删除、死亡恢复;可查询到接种记录/预约计划/异常信息/修改记录/迁移记录。操作栏点击查看签核，弹出签核信息。

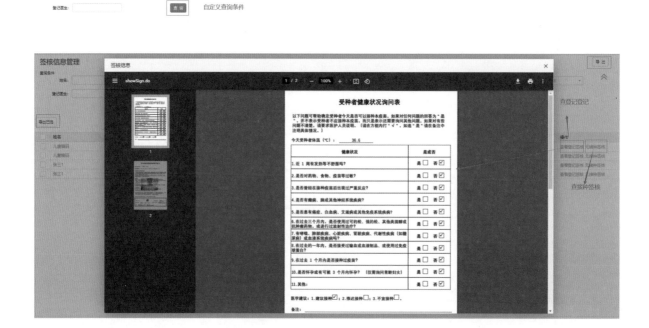

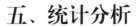

五、统计分析

1. 接种率考核

功能路径

菜单导航 → 统计分析 → 接种率考核

操作说明

新增接种率统计：进入接种率界面，右上角点击新增，进入新增接种率统计界面，按照自己实际情况选择统计条件与应种算法，完成后提交统计任务即可，完成后可在接种率界面显示统计记录。状态显示已统计便可以点详情查看具体统计信息，可删除。刷新按钮可刷新当前界面。导出可以导出统计记录。

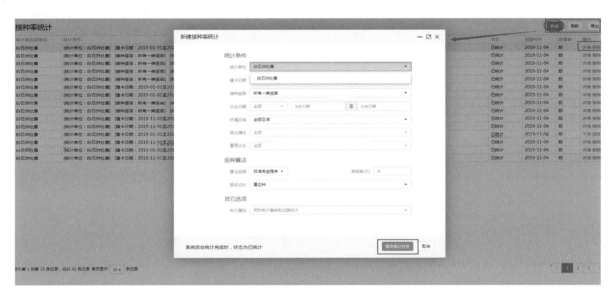

详情简介：接种率完成后可点击详情进入详情界面，会详细显示统计结果。可以导出列表，返回能返回到接种率统计界面。应种未种数，可以点击，进入应种未种数查询界面。可查询应种未种儿童。

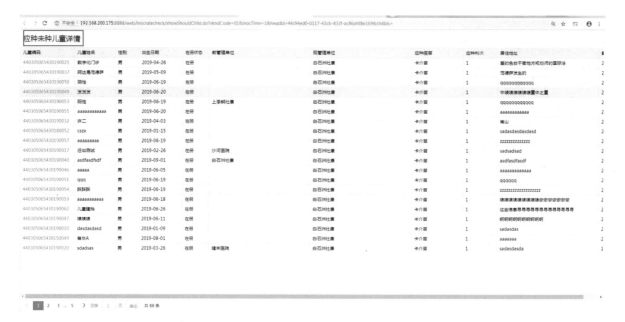

2. 档案区域统计

功能路径

菜单导航 → 统计分析 → 档案区域统计

操作说明：进入档案按区域统计，默认的是显示明细。本单位的儿童会按照儿童所在的区域进行划分统计出来。取消显示明细，会显示每个区域的儿童总数信息。点击儿童姓名可以显示基本资料信息，功能可根据儿童状态显示可操作功能，统计表可导出。统计条件可按照出生日期和居住属性进行精确统计。

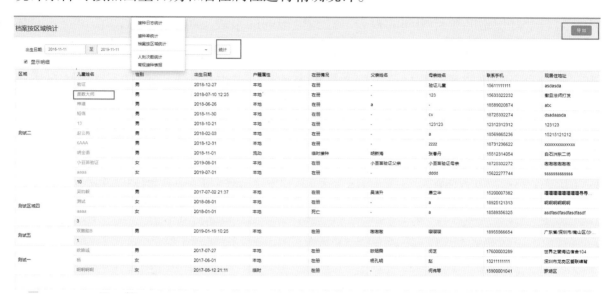

3.人剂次数统计

功能路径

菜单导航 → 统计分析 → 人剂次数统计

操作说明：进入人剂次数统计界面，右上角新建统计，弹出新建统计对话框选择对应年份和单位，开始统计即可。完成后统计列表操作栏可重新统计或者删除。汇总制表，可以汇总下级单位接种信息统计。可输入快捷日期格式查询统计记录，可导出表格。

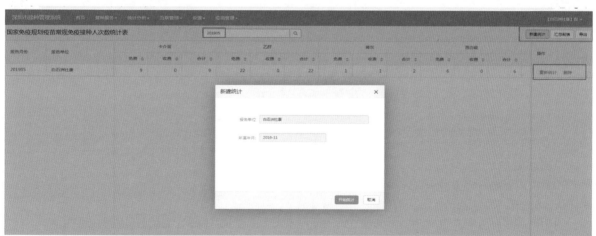

4.常规接种报表

功能路径

菜单导航 → 统计分析 → 常规接种报表

操作说明：常规报表统计界面，默认显示的是全部，可根据状态和分类查询统计报表数据。统计界面右上角新增可新增统计月份的报表，按照报表分类和统计月份进行统计，同一个月份不能统计相同的报表。已经上报的的报表不可以删除，详情可查看具体的报表信息，刷新可以对当前统计界面进行刷新获取最新统计数据状态信息。报表可导出列表信息及导出监测信息，可上报。应种未种数可点击当前数据跳转至儿童应种未种查询，可查看应种未种儿童。

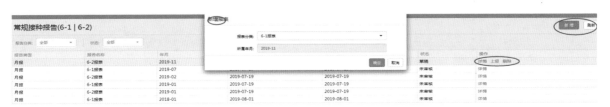

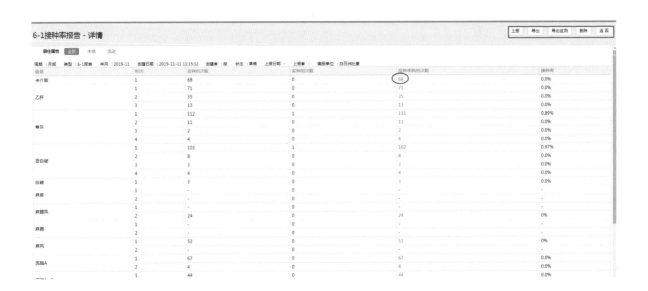

5. 新冠病毒登记表

功能路径

菜单导航 → 统计分析 → 新冠病毒登记表

功能说明：用于查询某新冠疫苗、某企业中某个批号在一段时间内接种列表。

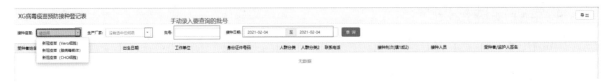

6. 新冠病毒疫苗接种情况汇总表

功能路径

菜单导航 → 统计分析 → 新冠病毒疫苗接种情况汇总表

功能说明：用于跳转免规平台，查询新冠疫苗本单位接种的一系列统计表。

7. 迟种补种统计

功能路径

菜单导航 → 统计分析 → 迟种补种统计

功能说明：1）根据档案管理状态；2）档案出生年龄段；3）疫苗落在应种年龄范围条件中；4）默认迟种天数30天。同时满足以上四个条件进行统计，此处主要用于提高本点管理个案的接种率。

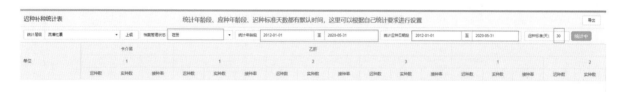

注：简单点理解就是统计苗到了应种时间点加30天后还未种的数据。

8. 漏种补种统计

功能路径

菜单导航 → 统计分析 → 漏种补种统计

功能说明：1）根据档案管理状态；2）档案出生年龄段；3）疫苗应种年龄段；4）根据漏种统计原则。同时满足以上四个条件进行统计，此处主要用于提高本点管理个案的接种率。

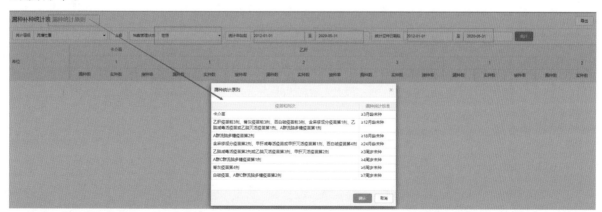

注：乙脑灭活分别按第1剂和第3剂替代减毒第1剂、第2剂；甲肝灭活第1剂替代甲肝减毒第1剂。

六、移动接种管理

1. 网上预约

功能路径

菜单导航 → 移动接种管理 → 网上预约

操作说明：在进入网上预约后会默认查询预约到本单位的数据，也可按照姓名、预约开始与结束日期、状态、预约方式查询出对应预约信息。数据列表可以选中导出，也可全部导出。左侧组织架构可收可放点'–'或'+'可完成操作。

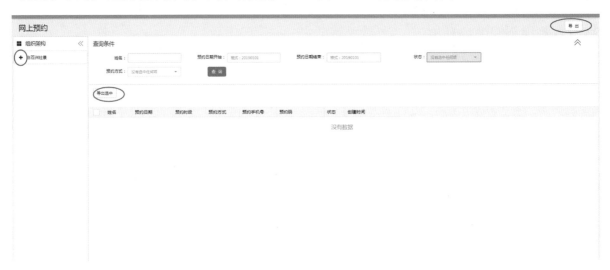

2. 家长反馈

功能路径

菜单导航 →移动接种管理 → 家长反馈

操作说明：在进入家长反馈后会默认查询反馈到本单位儿童信息。也可按照姓名、反馈开始与结束日期、状态、反馈方式查询出对应反馈信息。可以导出列表，勾选儿童后可以完成批量迁出、批量备注、延期接种。左侧组织架构可收可放点'–'或'+'可完成操作。点击儿童姓名会弹出儿童基本资料信息框，可以针对当前儿童的状态做对应的功能操作。

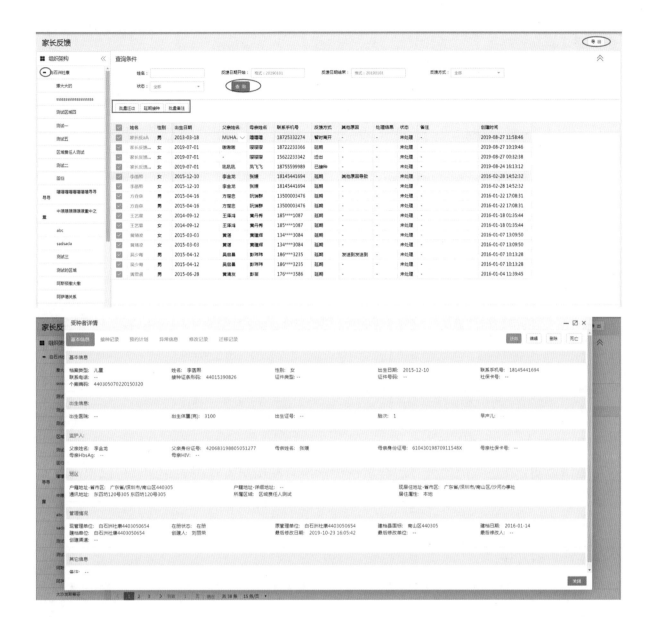

3. 移动关联档案

功能路径

菜单导航 → 移动接种管理 → 移动关联档案

操作说明： 在进入移动关联档案后会默认查询本单位儿童信息绑定情况（微信等）。也可按照姓名、出生日期、关联日期、关联方式查询出对应关联信息。可以全部导出列表，也可勾选儿童后可以导出对应儿童信息。左侧组织架构可收可放点'－'或'＋'可完成操作。点击儿童姓名会弹出儿童基本资料信息框，可以针对当前儿童的状态做对应的功能操作。

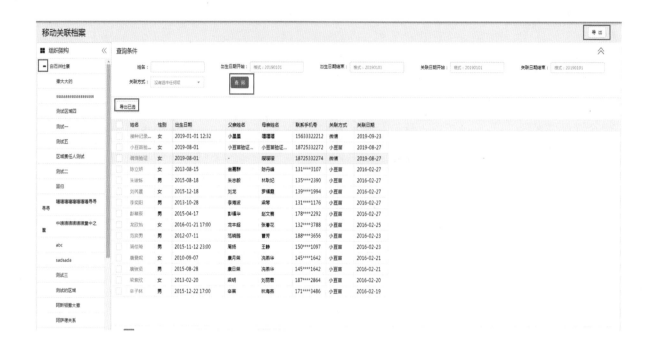

4. 门诊公告

功能路径

菜单导航 → 移动接种管理 → 门诊公告

操作说明： 在进入门诊公告后会默认显示所有的历史发送公告记录，可以根据时间范围来查询公告记录。可以通过右上角的新建功能创建公告，选择发布的类型，输入发布的内容，选择发送的方式即可发送公告。另外也可以复制历史公告记录快速发送公告，公告支持重新发送。

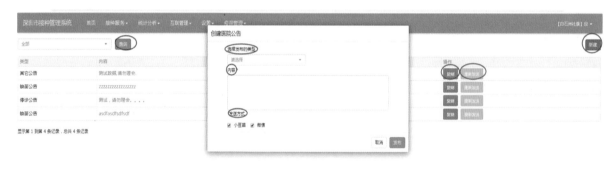

七、设置

此功能可参考初始化已经做详细介绍。

八、疫苗管理

1. 接种出库

功能路径

菜单导航 → 疫苗管理 → 接种出库

操作说明：在门诊接种日完成后，使用"接种出库"功能创建汇总出库单，进行当天的日清操作；

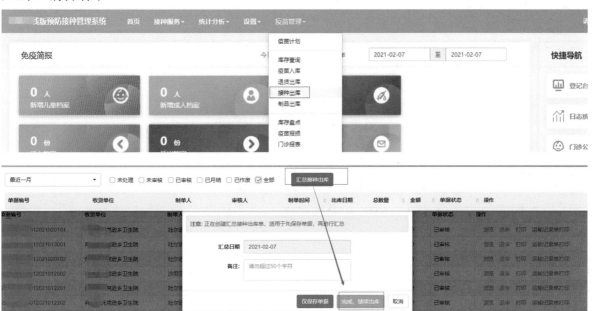

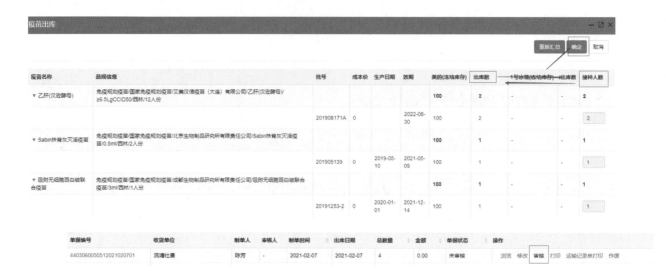

注：1）请确保每天的接种人数和接种记录数一致，再确定；

2）出库单据中多人份疫苗出库数不对时可以直接在出库数字上修改至使用实物一至，再确定；

3）出库单据确定后，一定要审核此单据；

此菜单下其他模块及更新详细操作手册疫苗追溯系统提供

九、使用注意事项

1、多人份疫苗使用注意事项。

多人份疫苗如流脑A、白破等，当天接种不要多接种台共用物理上的一支。

2、删除个案注意事项。

删除个案时记得先删除个案中在本点近期（特别是当天）登记的剂次，再删除个案，不然会引起接种出库数和接种日志、接种记录数不一致。

3、接种过程中不要强行更改疫苗属性。

如新冠疫苗属性是紧急，我们录成国免等和追溯不一致的属性，会引起接种出库失败。

2、建议每天接种完成，导出"接种记录"做一份电子表格存档。

3、当天接种剂次要修改或者删除。

先去对应接种台取消接种，再到对应登记台找到档案进入修改或者删除当天剂次。

4、很多菜单默认不查任何信息，此时可以去当前菜单搜索框里直接回车---相当于

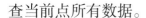

查当前点所有数据。

5、善用每个菜单表中的"高级搜索"按钮。

6、接种出库报错处理方法。

1）错误情况一：该单位这一天无接种记录(接口返回的数据为空)！

请确认出库制单时，日期选择是否正确；接种记录列在当天无记录数据。

2）错误情况二：汇总接种出库扫码模式下汇总时接种人数和接种明细记录数不一致！

请确认是否所有针次都扫了追溯码。

十、用户管理

用户管理只有疾控管理员账号才能进行操作，疾控管理员可以创建下级单位的管理员账号，下级单位管理员账号只有一个，以及创建本级单位的普通用户账号。

接种单位业务人员的账号由区/县疾控管理员账号创建。疾控管理员账号可以对本级普通账号，下级单位管理员账号进行【禁用】【编辑】【重置密码】操作。

操作说明：登录预防接种系统，点击有时间蓝色鲸鱼，然后点击进入用户中心

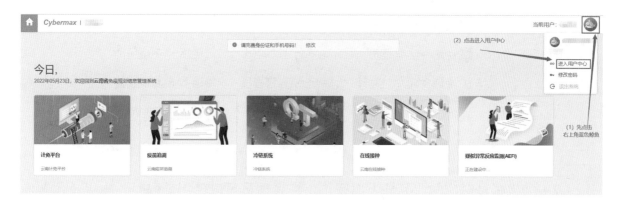

进入用户中心的界面如下

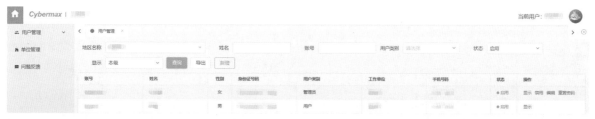

（1）新增账号操作：点击【新增】按钮，出现新增账号界面，选择【工作单位】，【性别】，输入【姓名】【账号】【手机号】，信息填好之后，勾选【所属角色（权限）】，

最后点击【确定】

新增

基本信息

* 工作单位	[___] 🔍	* 用户类别	管理员 ▽
* 姓名	测试	* 性别	⦿ 男 ○ 女
身份证号码		* 手机号	
* 账号	ceshi	* 有效期	2023-05-23 📅

密码规则：

1、密码长度必须8-20位，且同时包含大小写字母、数字、特殊字符。

2、不可含有连续四位及以上相同字母、数字、特殊字符。其中特殊字符只允许
#@!~%^&*._()

3、不可含有四位及以上连续数字或字母。

* 密码　[至少6个字符，由英文大小]　* 确认密码　[_____]

* 所属角色　☑ 计免平台-个案查询　☑ 计免平台-个案查询+新冠报表

☑ 计免平台-管理员　☐ 计免平台-基本信息　☐ 计免平台-免疫接种

☐ 冷链系统-单位管理　☐ 冷链系统-管理员　☐ 冷链系统-冷链设备

☐ 冷链系统-日常管理　☐ 冷链系统-数据分析　☐ 冷链系统-系统设置

[取消]　[确定]

（2）如果账号对应的业务员人离职，疾控管理员可以禁用其账号。本级单位普通账号，可以本级管理员登录账号点击禁用，本级单位管理员账号需要上级管理员登录账号进行禁用。

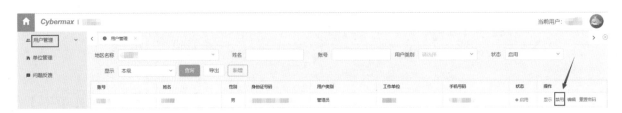

（3）如果业务人员的账号权限需要调整，账号使用期限到期需要疾控管理员延长，

疾控管理员登录账号，找到需要被编辑的账号，点击最右边的【编辑】按钮进行操作。

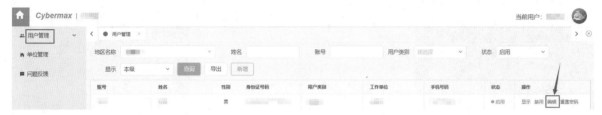

（4）当下级单位业务人员或本级普通用户忘记账号的密码，疾控管理员可以对其账号进行【重置密码】

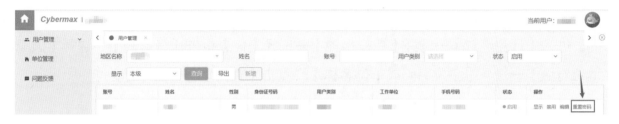

十一、单位编码维护

单位编码维护，需要疾控业务人员在【计免平台】→【免疫接种】→【信息报告质量监测】→【国家单位对照】，把 10 位的单位编码，单位名称与 12 位的国家单位编码，国家单位名称一一对应。

操作说明：

（1）如果之前没有进行过国家单位信息对照操作，进入【计免平台】→选择【免疫接种】→选择【信息报告质量监测】→选择【国家单位对照】→输入【单位编码或单位名称】→点击【查询】→点击【新增】

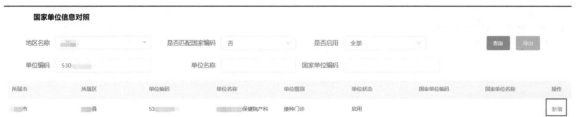

点击【新增】之后出现如下界面，准确无误的输入【国家编码】和【国家名称】，点击【确认】

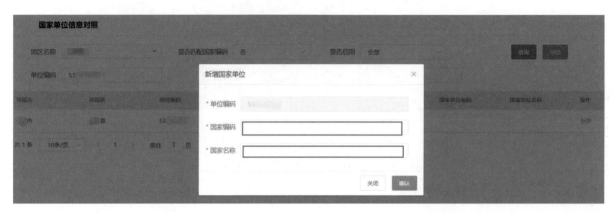

（2）如果之前已经进行过国家单位信息对照操作，但是对照信息不对，需要修改的，进入【计免平台】→选择【免疫接种】→选择【信息报告质量监测】→选择【国家单位对照】→输入【单位编码或单位名称】→点击【查询】→点击【修改】

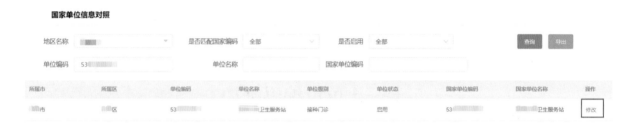

点击【修改】之后出现如下界面，准确无误的输入【国家编码】和【国家名称】，点击【确认】

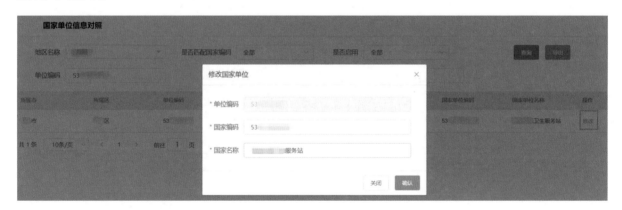

第三部分
计免平台

计免平台主要用于查询统计个案信息，个案接种记录，疫苗接种剂次、人数。满足疾控和接种单位免疫规划疫苗接种统计，核对数据的需求。

一、基本信息

1.1 接种门诊基本情况

功能说明：该表疾控业务人员使用，可用单位编码，单位名称查询下级接种单位基本资料审核情况，也可以审核下级接种单位的基本资料。

操作说明：选择【基本信息】→【机构管理】→【接种门诊基本情况】→输入【单位名称】或【单位编码】→点击【查询】

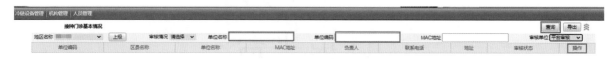

二、免疫接种

2.1 受种者档案管理

2.1.1 个案信息查询

功能说明：该表可输入姓名，出生日期，受种者编码，母亲姓名，父亲姓名，受种者证件号码等其他查询条件，选择在册情况，查询辖区内受种者档案信息。

操作说明：选择【免疫接种】→【受种者档案管理】→【个案信息查询】，输入【姓名，出生日期，受种者编码，母亲姓名，父亲姓名，受种者证件号码等其他查询条件】，选择在【册情况】→点击【查询】

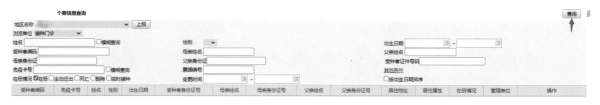

2.1.2 个案信息统计

功能说明：该表可选择出生日期，建档日期，受种者状态查询本单位或下级单位受种者档案数量。

操作说明：选择【免疫接种】→【受种者档案管理】→【个案信息统计】输入【选择出生日期，建档日期，受种者状态】→点击【查询】

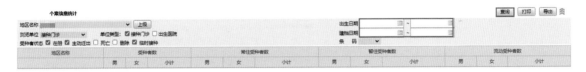

2.1.3 个案查重删除

功能说明：该表用于查询辖区内重复档案，查询之后可以选择保留信息，合并删除重档。

操作说明：选择【免疫接种】→【受种者档案管理】→【个案查重删除】→选择【受种者姓名，母亲姓名，父亲姓名，母亲姓名或父亲姓名，证件号码】→点击【查询】→点击【操作】→点击【合并】

点击【合并】跳转到合并界面，勾选需要保留的档案以及接种信息，受种者信息，最后点击【合并】

2.1.4 已删除个案查询

功能说明：该表用于查询辖区内已删除档案

操作说明：选择【免疫接种】→【受种者档案管理】→【已删除个案查询】→选择【删除时间或出生日期】→点击查询

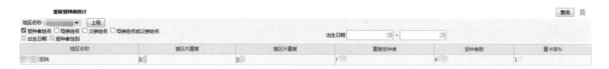

2.1.5 接种资料修改审批

功能说明：该表用于查询，审核接种单位提交的接种记录修改或者删除申请。

操作说明：选择【免疫接种】→【受种者档案管理】→【接种资料修改审批】输入【申请日期，出生日期，受种者姓名，受种者编码】→点击【查询】→点击【审核或者退审】

2.1.6 重复受种者统计

功能说明：该表用于查询辖区内重复档案数，重卡率

操作说明：选择【免疫接种】→【受种者档案管理】→【重复受种者统计】→选择【受种者 姓名，母亲姓名，父亲姓名，父亲姓名或母亲姓名，出生日期】→点击【查询】

2.2 接种检测

2.2.1 受种者建档情况统计

功能说明：该表用于查询本单位以及下级单位受种者建档情况，包括及时建档和不及时建档。

操作说明：选择【免疫接种】→【接种监测】→【汇总统计】→【受种者建档情况统计】→输入【出生日期，建档日期，及时天数，上传及时天数】→点击【查询】

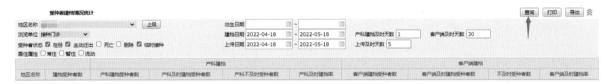

2.3 报表查询

2.3.1 常规免疫接种分区域统计（7-1）

功能说明：该表可查询本单位或者下级单位常规免疫疫苗接种情况，查询结果分区域显示。

操作说明：选择【免疫接种】→【报表查询】→【常规免疫接种分区域统计（7-1）】→选择【年度，在册情况，居住属性，算法选择】→点击【查询】

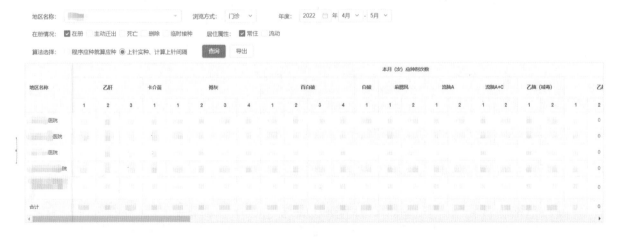

2.3.2 常规免疫接种统计（7-1）

功能说明：该表可查询本单位或者下级单位常规免疫疫苗接种情况，查询结果分疫苗显示。

操作说明：选择【免疫接种】→【报表查询】→【常规免疫接种统计（7-1）】→选择【接种日期，出生日期，在册情况】→点击【查询】

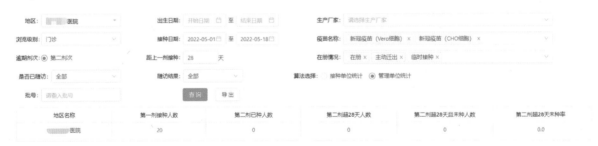

2.3.3 新冠疫苗第二剂逾期未种统计

功能说明：该表用于查询本单位或下级单位新冠第二剂逾期未种人数。

操作说明：选择【免疫接种】→【报表查询】→【新冠疫苗第二剂逾期未种统计】→选择【生产厂家，疫苗名称，接种日期，在册情况，距上一剂接种天数】→点击【查询】

地区名称	第一剂接种人数	第二剂已种人数	第二剂超28天人数	第二剂超28天且未种人数	第二剂超28天未种率
▨▨医院	20	0	0	0	0.0

2.3.4 新冠疫苗分地区分企业汇总表

功能说明：该表用于查询新冠接种剂次，查询结果分区域分疫苗显示。

操作说明：选择【免疫接种】→【报表查询】→【新冠疫苗分地区分企业汇总表】→选择【疫苗名称，生产厂家，接种日期】→点击【查询】

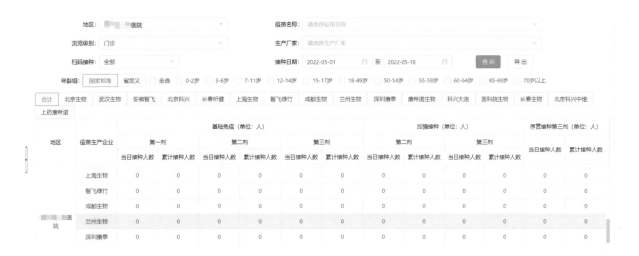

2.3.5 新冠逾期随访结果统计

功能说明：该表可查询新冠第二剂逾期未种的随访结果。

操作说明：选择【免疫接种】→【报表查询】→【新冠逾期随访结果统计】→选择【生产厂家，接种日期，疫苗名称，距上一针接种天数，在册情况】→点击【查询】

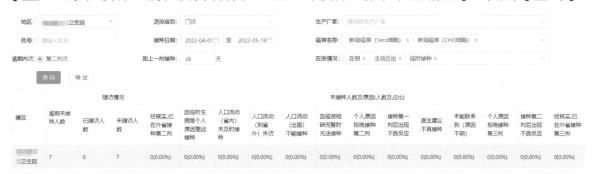

2.3.6 新冠接种剂次统计（分疫苗）

功能说明：该表可查询本单位或下级单位新冠接种剂次，分疫苗显示查询结果，包括加强针次和序贯剂次。

操作说明：选择【免疫接种】→【报表查询】→【新冠接种剂次统计（分疫苗）】→选择【生产厂家，疫苗名称，接种日期，年龄段】→点击【查询】

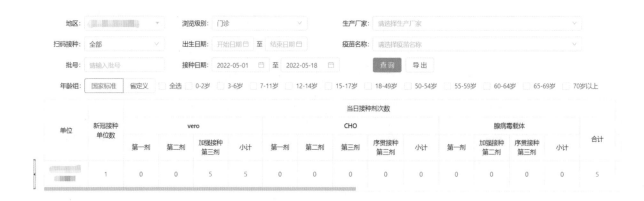

2.3.7 新冠分区域年龄组接种情况统计

功能说明：该表可查询本单位或下级单位新冠接种剂次，分区域分年龄组显示查询结果。

操作说明：选择【免疫接种】→【报表查询】→【新冠分区域年龄组接种情况统计】→选择【生产厂家，疫苗名称，接种日期，年龄组】→点击【查询】

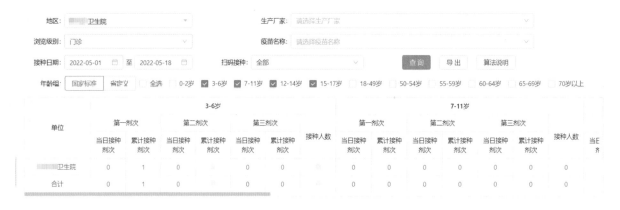

2.3.8 新冠疫苗逾期剂次（含加强针）未种统计报表

功能说明：该表可查询本单位或下级单位第二剂次逾期未种，第三剂次逾期未种。

操作说明：选择【免疫接种 】→【报表查询】→【新冠疫苗逾期剂次（含加强针）未种统计报表】→选择【生产厂家，接种日期，在册情况，第二剂次距上一剂接种天数或第三剂次距上一剂接种时间等信息】→点击【查询】

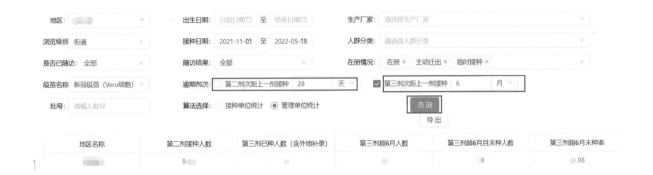

2.3.9 新冠疫苗年龄组逾期剂次（含加强针）未种统计报表

功能说明：该表可查询本单位或下级单位第二剂次逾期未种，第三剂次逾期未种，查询结果分年龄组显示。

操作说明：选择【免疫接种 】→【报表查询】→【新冠疫苗年龄组逾期剂次（含加强针）未种统计报表】→选择【生产厂家，接种日期，在册情况，第二剂次距上一剂接种天数或第三剂次距上一剂接种时间，年龄组】→点击【查询】

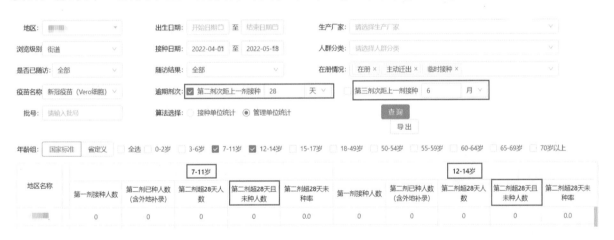

2.3.10 新冠接种剂次统计

功能说明：该表可查询本单位或下级单位新冠接种剂次，包括接种第一剂次，接种第二剂次，接种第三剂次，合计数。

操作说明：选择【免疫接种】→【报表查询】→【新冠接种剂次统计】→选择【生产厂家，疫苗名称，接种日期】→点击【查询】

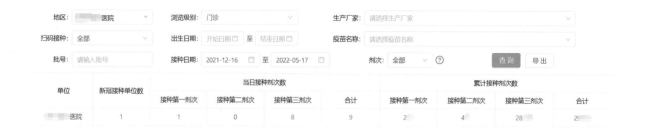

2.3.11 新冠人群分类统计

功能说明：该表可查询本单位或下级单位新冠接种剂次，查询结果按人群分类显示。

操作说明：选择【免疫接种】→【报表查询】→【新冠人群分类统计】→选择【生产厂家，疫苗名称，接种日期】→点击【查询 】

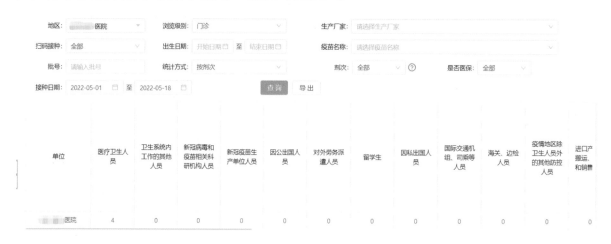

2.4 信息报告质量检测

2.4.1 国家上传情况统计

功能说明：该表可查询本单位或者下级单位接种数据上传国家情况，包括应上传数，上传成功数据，上传失败数，未上传数，未返回结果，上传成功率。

操作说明：选择【免疫接种】→【信息报告质量监测】→【国家上传情况统计】→选择【出生日期，接种日期，疫苗】→点击【查询】

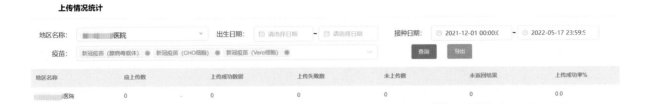

2.4.2 国家上传错误情况统计

功能说明：该表可查询本单位或下级单位接种数据上传国家失败的数据，可以输入【错误原因】查询，查询结果按照不同错误原因显示，支持导出。

操作说明：选择【免疫接种】→【信息报告质量监测】→【国家上传错误情况统计】→选择【上传日期，错误原因非必填】→点击【查询】

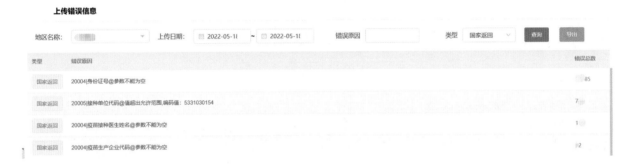

2.4.3 国家档案查询

功能说明：该表仅用于查询外省接种新冠疫苗的档案信息，只可查看核对接种信息，不支持导出。

操作说明：选择【免疫接种】→【信息报告质量监测】→【国家档案】→输入【证件号码】点击【查询】

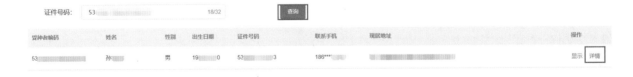

2.5 接种率调查

2.5.1 调查小组

功能说明：该表用于维护调查小组，分配调查任务，根据实际的村级创建小组，管理辖区内的调查个案。

操作说明：选择【免疫接种】→【调查小组】

①选择调查方案

②乡镇街道（选择调查区域-单选）

③村地址（自定义调查区域地址）

④调查区域编码（自定义）

⑤调查小组名称（自定义）

⑥调查人员（自定义）

⑦是否与其他乡镇合并（否-支持备注；是-选择合并的乡镇，并备注说明）

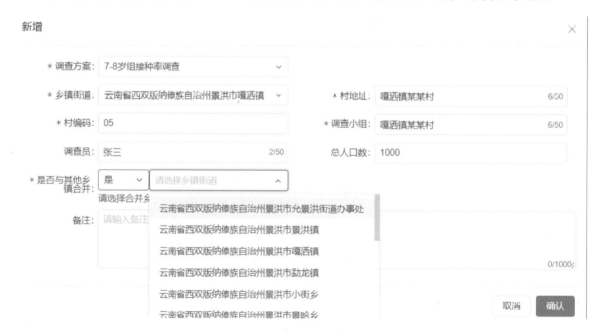

2.5.2 调查个案

功能说明：开展调查接种率工作，核实具体个案的实际接种情况并做记录。

操作说明：操作说明：选择【免疫接种】→【调查个案】，具体步骤如下：

①新增个案调查

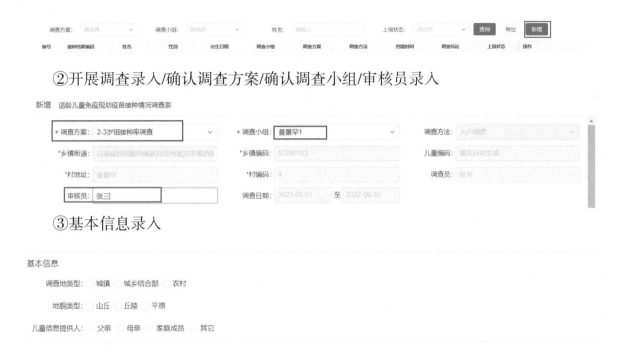

②开展调查录入/确认调查方案/确认调查小组/审核员录入

③基本信息录入

基本信息

调查地类型：○城镇 ○城乡结合部 ○农村

地貌类型：○山丘 ○丘陵 ○平原

儿童信息提供人：○父亲 ○母亲 ○家庭成员 ○其它

④儿童信息录入；录入完成后选择匹配，系统根据录入信息自动匹配档案，如果匹配到系统档案弹窗显示，由用户进行选择并自动判断符合性；匹配不到系统档案时，由用户自行进行下面的信息判断并完成录入。

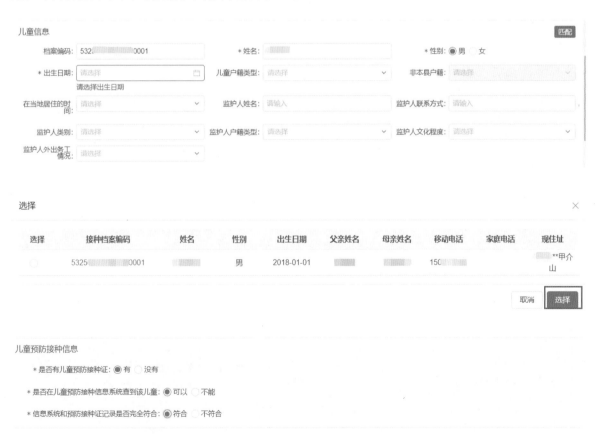

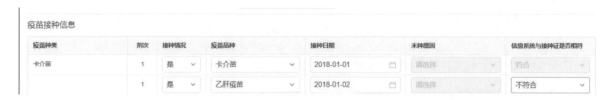

⑤儿童预防接种信息比对结果，人工核对后进行修改并完成调查。

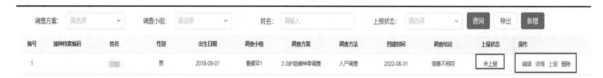

⑥确认当前调查个案信息无误，选择上报即可；仍需要修改，选择编辑继续完成调查；或可以删除重新新增。

⑦调查录入完成且上报，不允许再进行操作。

第四部分

云免疫云平台门户用户操作手册

（V2.0）

第一章　系统概述

免疫规划信息管理系统由儿童预防接种、青少年和成人预防接种、产科预防接种和狂犬病疫苗预防接种、免疫规划平台、疫苗追溯及冷链管理、公众服务、数字化门诊服务等多个子系统组成，多年来，一直存在着系统架构不一致、档案管理不统一、基础资料和权限管理分散的情况。为了解决这些问题，系统进行全面升级，上线全新的免疫规划信息管理系统（本系统），期待带给市场和客户更新更好的使用体验和价值提升。

第二章　系统通用操作

2.1 快速搜索

按搜索框的提示输入相应的关键字，例如：要搜索姓名包含"张三"的接种档案，则在搜索框中输入"张三"，即可显示这些接种档案。

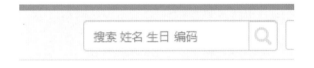

2.2 高级搜索

点击高级搜索，即可展示所有的搜索条件供你进行组合查询。

2.3 列表操作

批量操作：列表前面带有框状控件的，均支持批量操作如删除、导出、迁移等，具体支持的操作每个功能不一。

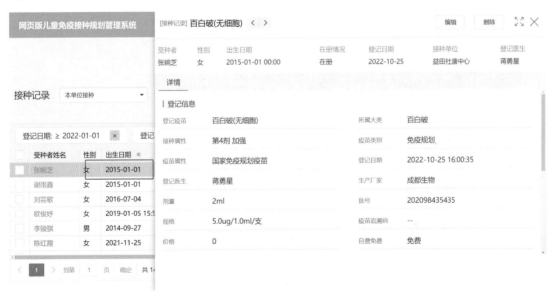

详情操作：列表没有详情功能的，直接点击行的任意位置均可展示详情。列表有详情功能的，则只能点击详情链接才会展示详情。

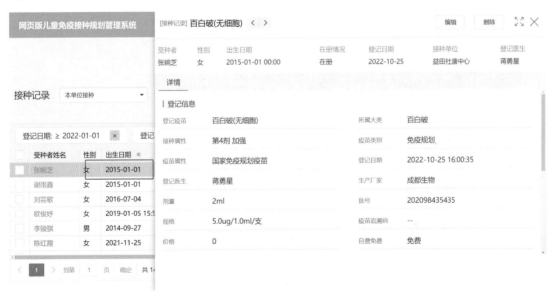

2.4 导出

导出含有敏感信息的对象时，需要本单位的管理员进行二次鉴权（也可依疾控要求关闭），管理员输入正确的用户密码后点击确认即可导出。

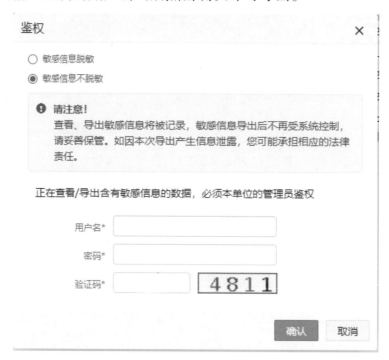

第三章　功能详细操作说明

3.1 系统登录

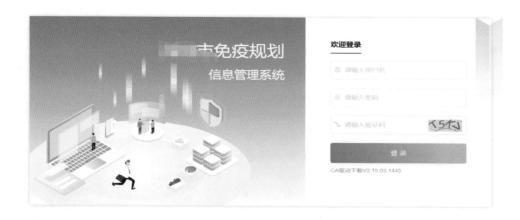

在浏览器（建议使用 Chrome 或者 360 浏览器极速版）输入系统登录地址，进入系统登录页面。输入正确的用户名、密码、验证码，点击登录，登录成功后进入系统。

注：①账号和密码由管理员分配。②初次登录后，要更新初始密码并牢记修改后的密码。

以下为超级管理员登录后的系统截图，不同身份的账号登录，根据账号权限判断，顶部功能有所不同。

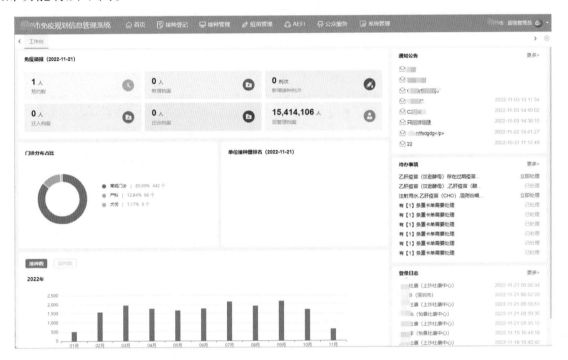

3.2 整体布局

3.2.1 顶部栏

① 左侧为系统 Logo 及系统名称。

② 中部偏左为系统模块及其二二级菜单功能选择。主要模块有（注：不同地区、不同角色账号的模块功能会有不同）：

  i.　接种登记：定位为接种单位使用场景，主要为原网页版、产科系统、犬伤系统的功能整合（不同账号的菜单权限会有所不同）。另见接种端操作手册。

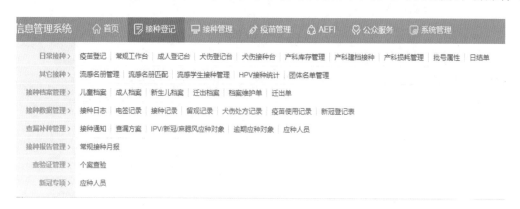

  ii.　接种管理：主要为疾控管理相关功能（不同账号的菜单权限会有所不同，具体功能使用，不再详细介绍）。

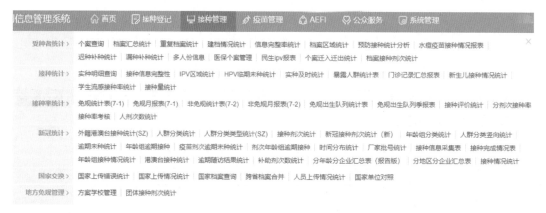

  iii.　疫苗管理：主要为各级疫苗管理角色相关人员使用（不同账号的菜单权限会有所不同，具体功能使用，不再详细介绍）。

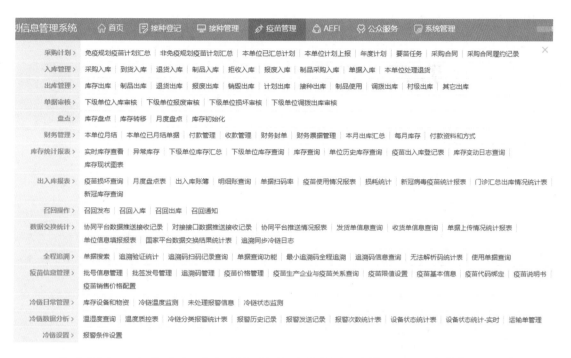

iv. 公众服务：定位为与受众者相关的功能服务及其配置。功能如下：（不同账号的菜单权限会有所不同，具体功能使用，不再详细介绍）。

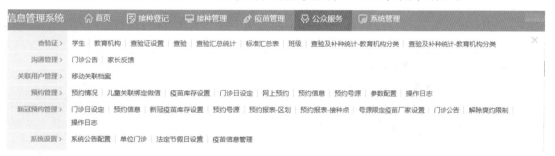

v. 系统管理：系统的相关设置，详见下文"系统管理"部分。

③ 右侧显示当前账号信息及密码修改、系统退出等功能。

3.2.2 主工作区

多标签 tab 加载工作台首页及选择的菜单功能页面。

3.3 接种登记

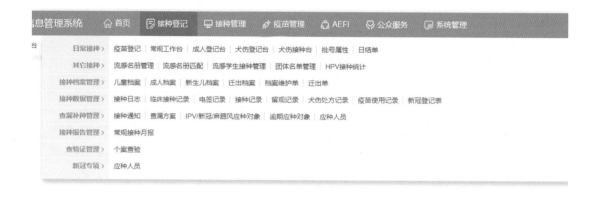

3.3.1.1 接种登记模块整体流程

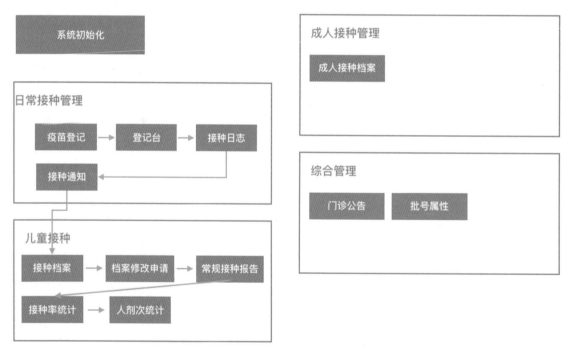

业务流程描述

1.建立本单位的相关基础信息,详见新手帮助"初始化"。

2.日常接种流程:疫苗入库时录入"疫苗登记",系统增加可用疫苗;医生登记时在"登记台"录入接种信息、建立或迁入接种档案,系统自动扣减可用疫苗。护士登录到"接种台"进行扫码接种,完成接种操作。

3.儿童档案管理流程:儿童迁出、失访时,标识"接种档案"的管理状态,系统报表统计时忽略不在册的接种档案；修改接种记录时，需提交申请并经疾控审核通过后系统自动修改。

3.3.1.2 系统初始化

初始化流程

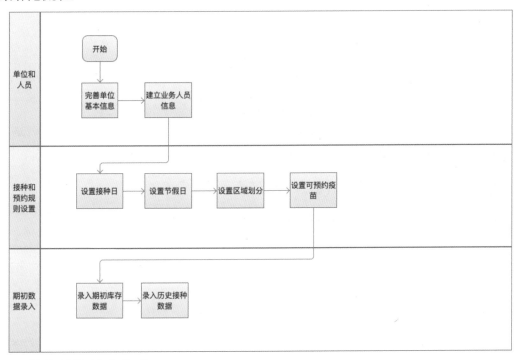

3.3.1.2.1 完善单位基本信息

完善本单位的基本信息，供各项业务功能使用。

功能路径

菜单导航 → 设置 →门诊和人员 →基本信息

操作说明

设置基本信息：打开基本信息设置页面，正确填写各项信息，主要是单位名称和地址等，填写完毕后，点[保存]进行保存。

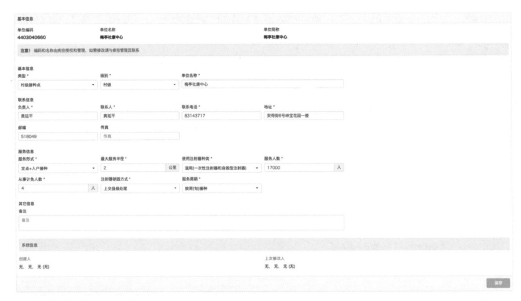

3.3.1.2.2 完善单位医保信息

建立本单位的医保结算账号信息。

功能路径

菜单导航 → 设置 → 门诊和人员 → 医保账号信息

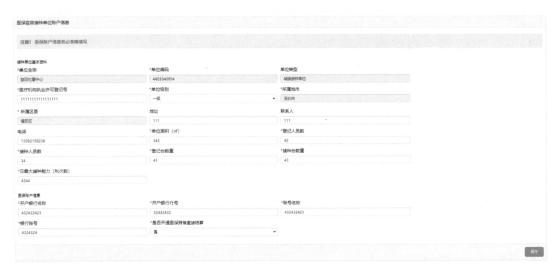

操作说明

略

3.3.1.2.3 建立业务人员信息

建立本单位的业务人员信息。

功能路径

128

菜单导航 → 设置 → 门诊和人员 → 业务人员

操作说明

新增人员：打开业务人员档案页面，点【新增业务人员】，进入新增业务人员页面，输入需要新增的业务人员的【基本信息】、【学历/任职信息】、【资格信息】后点击【确定】按钮保存。其中带*的为必填项，如果不想录入【资格信息】，可在【持有合格资格证】单选项里不勾选。

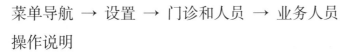

3.3.1.2.4 门诊类型设置

设置本单位的接种类型。

功能路径

菜单导航 → 设置 → 门诊和人员 → 门诊类型设置

操作说明

门诊类型：打开门诊类型设置，进入设置界面。选择符合该门诊当前的门诊类型进行设置。

小型门诊：默认为小型门诊，点保存即可。

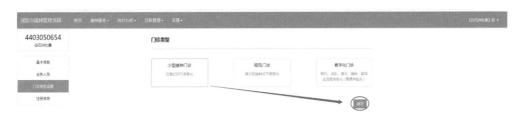

规范化门诊：点击规范化门诊，进入规范化门诊界面，进行工作台的设置。点右侧【新增】进入工作台设置界面，可以根据门诊单位的具体情况进行台号、台名、可操疫苗、工作台类型进行设置。注：工作台类型有【登记台】和【接种台】两个类型供选择。可操作疫苗可以根据本登记台或接种规范设置相对应的可操作疫苗。完成后点【保存】，完成对工作台的设置保存。退回到规范门诊界面后，可看到设置的工作台类型，可以对其进行删除、修改操作。确认信息无误后点又下角的【保存】，成功界面右上角会出现工作台登录提示标志。点击登录，选择对应的工作台类型即可进入对应的操作界面完成登记和接种工作。

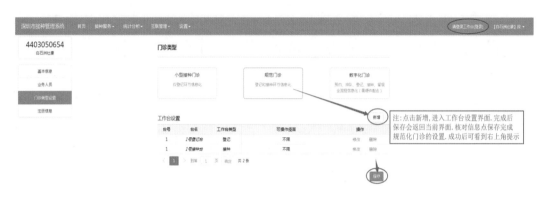

数字化门诊：点击数字化门诊，进入数字化门诊界面。首先，需要进行数字化门诊集成设置，在【数字化服务器 Url】选择和输入对应的地址即可。输入对应的令牌值，完成后可点登陆数字化门诊服务器，可跳转到数字化门诊，该地址配置正确。其次进行工作台的设置。可以直接点【从数字化同步】，可以把数字化设置好的工作台同步到当前工作台设置界面。注：如果没有工作台则需要本地新增。需要返回到【规范化门诊】点右侧【新增】进入工作台设置界面，可以根据门诊单位的具体情况进行台号、台名、可操疫苗、工作台类型进行设置。完成后点【保存】，完成对工作台的设置保存。退回到规范门诊界面后，选择数字化门诊，这时，可以看到工作台设置沿用了规范化门诊新增的工作台，修改和删除数字化不可操作，需要返回规范化才可进行。确认信息无误后点又下角的【保存】，成功界面右上角会出现工作台登录提示标志。点击登录，选择对应的工作台类型即可进入对应的操作界面完成登记和接种工作。

注：规范化门诊与数字化门诊区别在于，数字化门诊可以叫号，规范化门诊不可以。

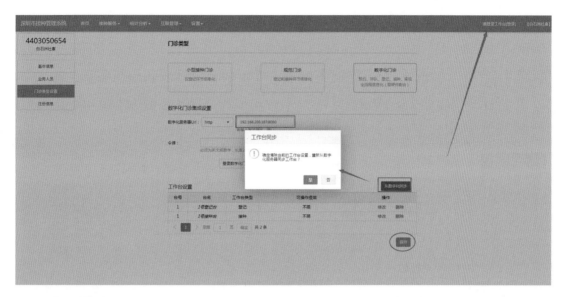

3.3.1.2.5 设置接种日

设置本单位的接种工作日。

功能路径

菜单导航 → 设置 → 接种设置 → 接种日

操作说明

接种类型：可按日、周、按圩日三种方式设置。区域预约规则：点击右边的【添加】按钮，可为区域设置特殊的接种日。疫苗预约规则：点击右边的【添加】按钮，可为疫苗设置特殊的接种日。每日门诊量上限：设置一个数值，或者设置为 0。设置完成后，点击【保存】。

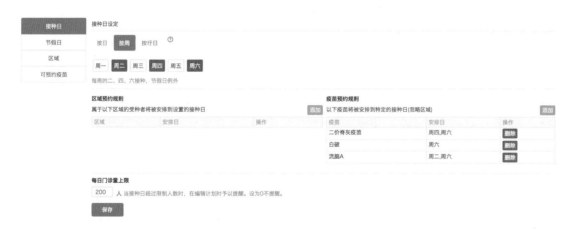

3.3.1.2.6 设置节假日

设置本单位的节假日。

功能路径

菜单导航 → 设置 → 接种设置 →节假日

操作说明

新增节假日：点击右边的【添加】按钮，可新增节假日。新增节假日，输入节假日名称、开始日期、假期天数后点击【确定】按钮保存。其中安排日期可不选择。

年度	节假日	开始日期	假期天数	安排日期	备注	操作
2019	十一国庆节	2019年10月01日 九月初三	7		-	编辑 删除
2019	中秋节	2019年09月14日 八月十六	1		-	编辑 删除
2019	端午节	2019年06月08日 五月初六	1		-	编辑 删除
2019	清明节	2019年04月06日 三月初二	1		-	编辑 删除
2019	春节	2019年02月04日 十二月三十	7		-	编辑 删除
2019	元旦	2019年01月01日 十一月二十六	1		-	编辑 删除

显示第 1 到第 6 条记录，总共 6 条记录

3.3.1.2.7 设置区域划分

设置本单位的区域划分。

功能路径

菜单导航 → 设置 → 接种设置 → 区域

操作说明

新增区域：点击右边的【新增区域】按钮。在新增页面中输入区域名称、显示顺序、接种时间说明、接种地点说明、是否统计应种（可根据本单位门诊实际情况进行选择，默认不勾选。勾选后 6-1 报表统计时，将不再统计本区域儿童应种数）、责任人（必选，可根据责任人查询对应的管理儿童，发送接种通知）信息确认无误后点击【确定】按钮保存。居委会可不选择。列表操作功能可以修改和删除。

3.3.1.2.8 设置可预约疫苗

设置本单位的可预约疫苗。

功能路径

菜单导航 → 设置 → 接种设置 → 可预约疫苗

操作说明

开启儿童预约：点击儿童是否预约列下面的【开启预约】按钮。

关闭儿童预约：点击儿童是否预约列下面的【关闭预约】按钮。

开启成人预约：点击成人是否预约列下面的【开启预约】按钮。

关闭成人预约：点击成人是否预约列下面的【关闭预约】按钮。

修改：点击【编辑】按钮，在修改页面设置是否预约、默认接种部位（注：可以选择配置疫苗对应的接种部位，在接种登记的时候可以不用选择接种部位）、默认免费接种、登记参考价、计划参考价说明等信息，点【确定】按钮保存。

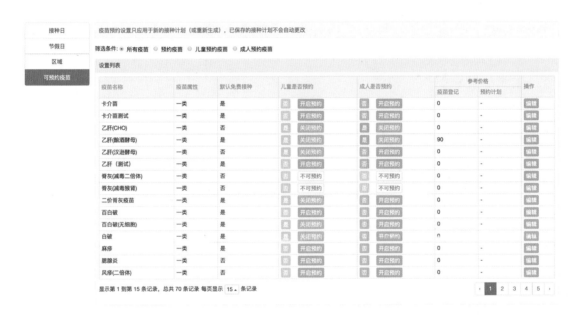

3.3.1.2.9 设置体检月龄

设置本单位的区域划分。

功能路径

菜单导航 → 设置 → 接种设置 → 体检月龄

操作说明

设置体检月龄：体检月龄范围是 1 月–36 月龄，在此区间内医生可以根据实际情况设置即可，设置方法：点击对应月龄月龄框变【红】表示设置成功，再次点击变红的月龄框可以取消该月龄设置。在该设置框下，可设置体检费用，在打印体检单时，会打印费用记录，进行缴费。

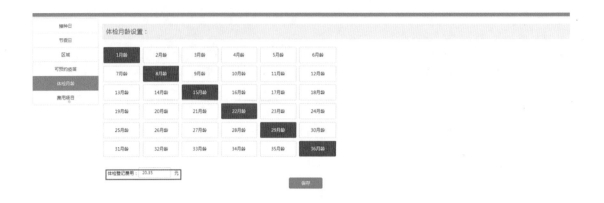

3.3.1.2.10 设置费用项目

设置本单位的区域划分。

功能路径

菜单导航 → 设置 → 接种设置 → 费用项目

操作说明：项目费用，右上角新增弹出新增界面，可以新建费用项目，按照要求填写信息，保存即可新增成功。完成新增后，信息会显示在列表，操作栏可以对应的使用禁用启用、编辑、删除功能。在接种的时候可以勾选对应的项目费用打印到处方单。

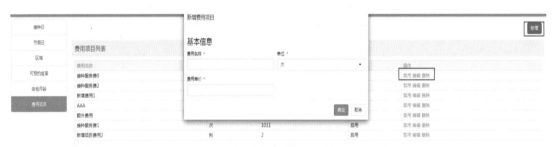

3.3.1.2.11 新增用户

新增本单位的系统用户。

功能路径

菜单导航 → 设置 → 用户

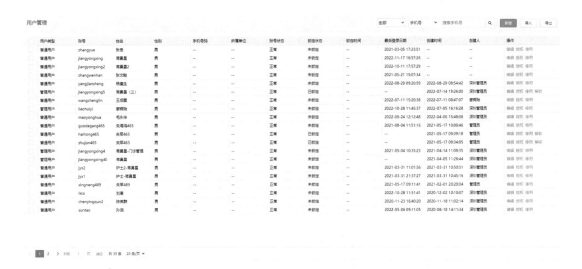

点击"新增用户"弹出新增对话框，填写各项信息后，点击确定按钮即可将用户保存到系统中。

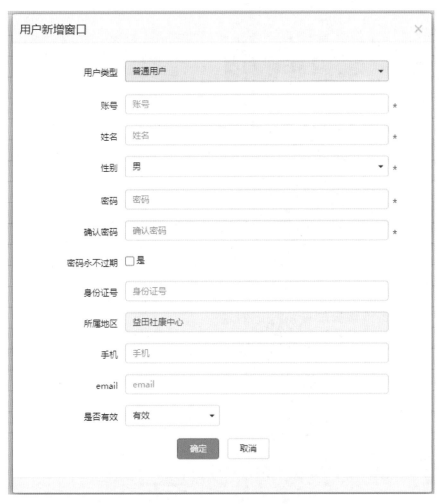

3.3.2 日常接种

3.3.2.1 疫苗登记

用户每天登录后，需在【疫苗登记】中登记今天可使用的疫苗，用于【接种登记】模块的今日接种疫苗录入。如未在【疫苗登记】导入疫苗，则今日接种疫苗时将没有疫苗可选择。

菜单位置：

（1）首页→【日常接种】→【疫苗登记】

（2）首页→【快捷导航】→【疫苗登记】

在首页，鼠标点击【日常接种】，点击【疫苗登记】进入疫苗登记页面或在首页快捷导航点击【疫苗登记】进入疫苗登记页面，（操作步骤如图7-1）。

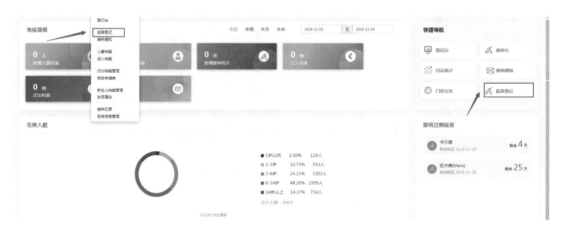

图7-1 进入疫苗登记

3.3.2.1.1 查询

选择一个日期即可查询该日的疫苗登记列表

图7-2 查询指定日期的疫苗登记

3.3.2.1.2 导入库存

点击后导入本单位追溯系统的疫苗库存数据，成为当日的可用库存。仅在集成疫苗追溯系统时可用。

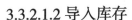

图 7-6 库存导入

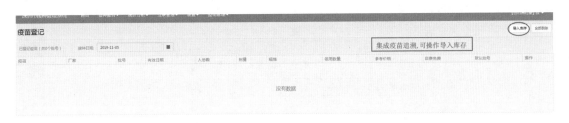

图 7-7 疫苗库存导入

3.3.2.1.3 导入最近门诊日

点击后导入本单位最后一个门诊日的疫苗登记数据，成为当日的可用库存。仅在未集成任何疫苗追溯系统时可用。

3.3.2.1.4 新增

弹出【疫苗登记】对话框，输入疫苗库存信息后点击保存。注：新增疫苗时，如果是免费疫苗，在【参考价格】输入框输入'0'如果是自费疫苗则输入对应的价格即可。该参数的值将会影响此疫苗是否是自费免费慎重。

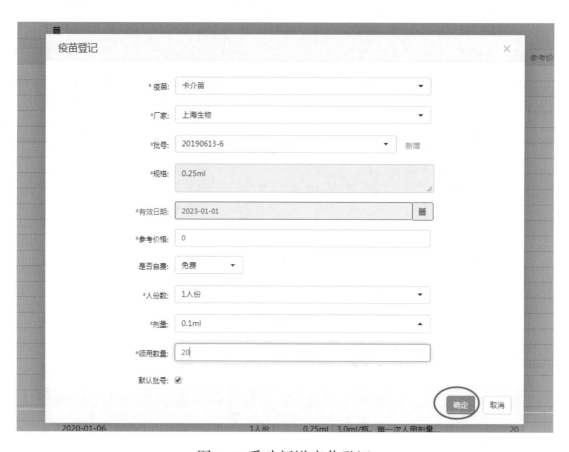

图 7-2 手动新增疫苗登记

3.3.2.1.5 新增批号属性

在新增登记时，点击批号后的新增按钮会弹出以下对话框，输入批号信息后点击保存。

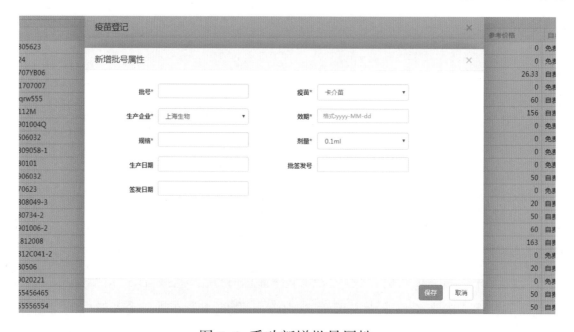

图 7-3 手动新增批号属性

3.3.2.1.6 删除

弹出【删除】确认对话框，确认后即删除该行疫苗登记。

3.3.2.1.7 全部删除

仅在当日的所有疫苗未使用时可全部删除。点击后弹出删除提示框，确认后列表将被删除。

3.3.2.2 常规工作台

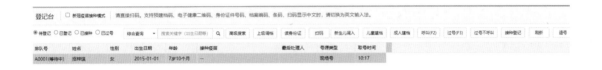

操作说明

3.3.2.2.1 登录工作台

选择工作台列表中的一条后点击确认，登录此工作台。

3.3.2.2.2 切换新冠接种模式

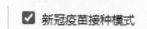

点击 进入新冠接种模式，再次点击退出该模式。

3.3.2.2.3 队列操作

待登记：默认显示此队列的人员列表，显示所有列表

已登记：显示本工作台已登记完成的人员列表

已接种：显示本工作台登记的并且已接种的人员列表

已过号：显示被过号的人员列表（仅数字化门诊可过号）

◉ 待登记　○ 已登记　○ 已接种　○ 已过号

3.3.2.2.4 快速查询

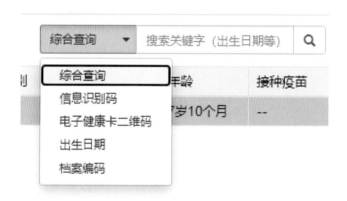

输入条码（支持扫码查询）、出生日期（格式例子20180101）、编码、二维码（支持扫码查询）、识读身份证（支持身份证识读查询）、识读社保卡查询，按回车键或者点放大镜，然后在查询结果列表中双击选中一个档案。

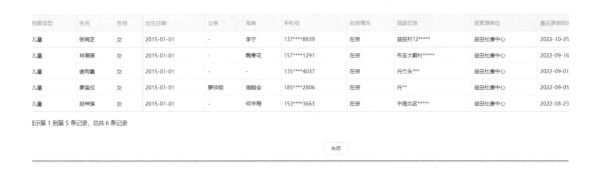

档案类型	姓名	性别	出生日期	父亲	母亲	手机号	在册情况	现居住地	现管理单位	最后更新时间
儿童	张婉芝	女	2015-01-01	-	李宁	137****8839	在册	益田村12*****	益田杜康中心	2022-10-25
儿童	肖蔷薇	女	2015-01-01	-	魏春花	157****1291	在册	布吉大顾村*****	益田杜康中心	2022-09-16
儿童	谢雨鑫	女	2015-01-01	-	-	135****4037	在册	丹竹头***	益田杜康中心	2022-09-01
儿童	廖宜欣	女	2015-01-01	廖琰明	周晓会	185****2806	在册	丹**	益田杜康中心	2022-09-05
儿童	招梓琪	女	2015-01-01	-	何宇梅	153****3663	在册	中海北区*****	益田杜康中心	2022-08-23

显示第 1 到第 5 条记录, 总共 6 条记录

关闭

3.3.2.2.5 高级查询

点"高级搜索"弹出搜索框, 选择查询范围和查询方式并输入查询条件, 点击【查询】, 在查询结果列表中选择一个档案。

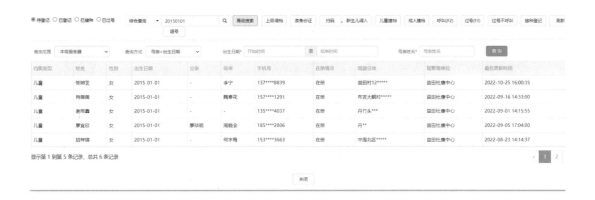

档案类型	姓名	性别	出生日期	父亲	母亲	手机号	在册情况	现居住地	现管理单位	最后更新时间
儿童	张婉芝	女	2015-01-01	-	李宁	137****8839	在册	益田村12*****	益田杜康中心	2022-10-25 16:00:35
儿童	肖蔷薇	女	2015-01-01	-	魏春花	157****1291	在册	布吉大顾村*****	益田杜康中心	2022-09-16 14:33:00
儿童	谢雨鑫	女	2015-01-01	-	-	135****4037	在册	丹竹头***	益田杜康中心	2022-09-01 14:15:55
儿童	廖宜欣	女	2015-01-01	廖琰明	周晓会	185****2806	在册	丹**	益田杜康中心	2022-09-05 17:04:00
儿童	招梓琪	女	2015-01-01	-	何宇梅	153****3663	在册	中海北区*****	益田杜康中心	2022-08-23 14:14:37

显示第 1 到第 5 条记录, 总共 6 条记录

关闭

3.3.2.2.6 上级调档

点击上级调档, 可从不同的平台查询并且导入、迁移、查看详情。

点击后弹出搜索框, 如图

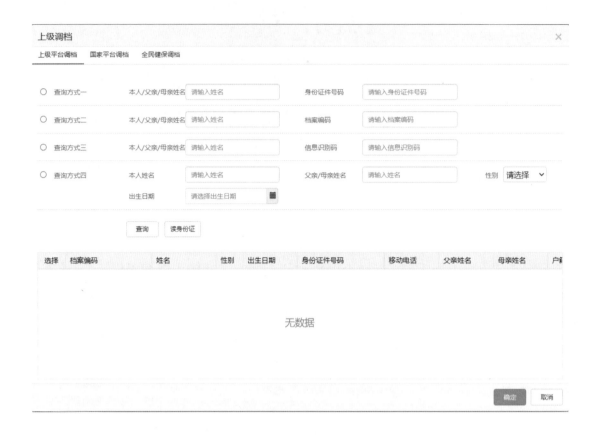

1、每一种查询方式的所有查询条件均是必填

2、查询：输入条件后，点击查询即可在列表展示查询结果

3、读身份证：点击后直接读取居民身份证，并且自动进行查询

4、确定：选择列表中的一行后点击确定，展示建档对话框，将接种档案导入或迁移到本平台

3.3.2.2.7 读身份证

点击后，读取二代居民身份证并自动查询档案，展示查询结果。

3.3.2.2.8 扫码

1、点击后，弹出"请扫码"对话框

2、读取到健康卡二维码后会自动查询，展示符合条件的档案列表

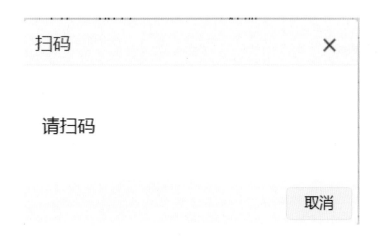

3.3.2.2.9 新生儿调入

1、点击"新生儿调入"按钮，弹出选择数据对话框

2、选择查询方式，输入查询条件后点击查询

3、选择一行，点击列表的左边选择框

4、点击确定，显示儿童建档对话框

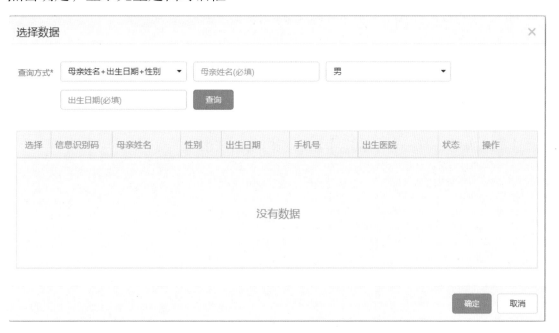

3.3.2.2.10 儿童建档

点击【儿童建档】或快捷 F2，输入基本信息、监护人和联系方式，居住/户籍等信息点击【确定】保存。注:支持身份证识读,在录入身份时点对应的读身份证即可识读。

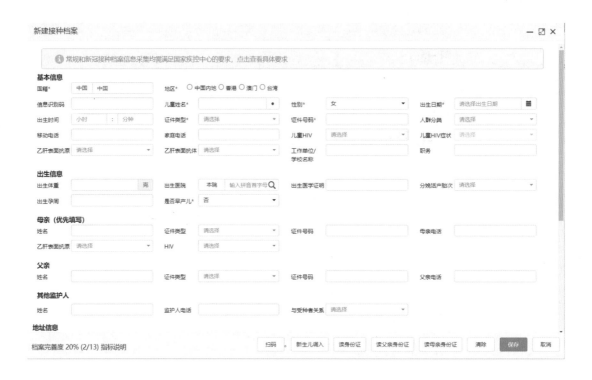

建档详细操作说明：

5）**扫码：**点击后弹出请扫码，扫描"电子健康卡二维码"后信息会自动填充个人基本资料（姓名、性别、出生日期、身份证件号码等）

6）**从新生儿导入：**点【导入新生儿】弹出新生儿查询选择框，输入查询条件，点【查询】并选择列表的一行，点【确定】添加到档案信息中

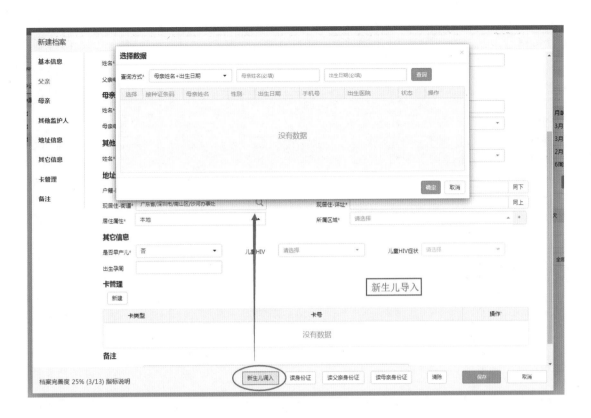

7）**读身份证**：点击后读取二代居民身份证，并且自动填充个人基本资料（姓名、性别、出生日期、身份证件号码等）

8）**读父亲身份证**：点击后读取二代居民身份证，并且自动填充父亲信息（姓名、身份证件号码）

9）**读母亲身份证**：点击后读取二代居民身份证，并且自动填充母亲信息（姓名、身份证件号码）

10）**清除**：点【清除】恢复为空白表单

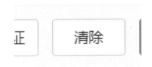

11）**选择户籍–区县地址、现居住–街道地址、出生医院**：点击 显示地址参照选择框，检索并打勾选择一个地址，点【选择】添加到地址中

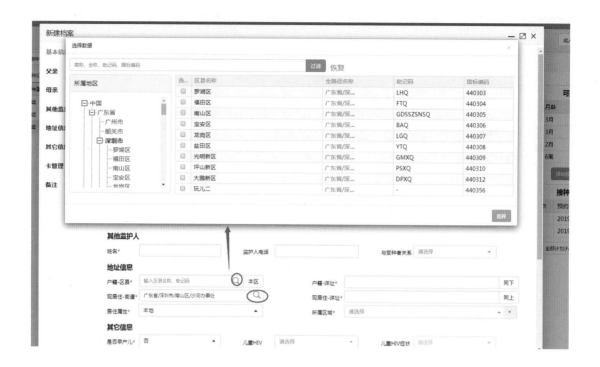

12）**保存**：点击后将档案保存到系统中，提示保存成功。

3.3.2.2.11 成人建档

点击【成人建档】，在弹出框中录入基本信息后保存到系统中。

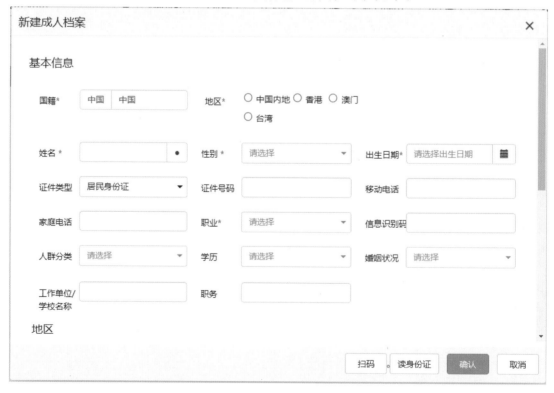

1）**扫码**：点击后弹出请扫码，扫描"电子健康卡二维码"后信息会自动填充个人基本资料（姓名、性别、出生日期、身份证件号码等）

2）**读身份证**：点击后读取二代居民身份证，并且自动填充个人基本资料（姓名、性别、出生日期、身份证件号码等）

3）**确认**：点击后将成人档案保存到系统中，提示保存成功

3.3.2.2.12 呼叫

点击后语音呼叫选中的排队号，并标记为本工作台处理中。（此功能需数字化门诊支持）

3.3.2.2.13 过号

点击后将当前处理中的排队号放到已过号队列中。如果排队号不在处理中状态，则需要先呼叫。（此功能需数字化门诊支持）

3.3.2.2.14 过号不呼叫

点击后将当前的排队号放到已过号队列中，不需要呼叫。（此功能仅在数字化门诊下可用）

3.3.2.2.15 接种登记

点击跳转到登记详情。

3.3.2.2.16 刷新

点击后刷新当前的列表。

3.3.2.2.17 退号

点击后将当前的排队号从所有队列中移除。（此功能仅在规范化门诊下可用）

3.3.2.2.18 登记详情

3.3.2.2.18.1 迁入&临时接种提示

当前档案不归本单位管理或者管理状态不是在册时，会弹出来迁入&临时接种对话框。

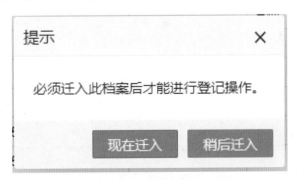

现在迁入：点击后弹出迁入对话框，选择迁入或临时接种，输入信息后方可对当前的档

案进行接种操作。

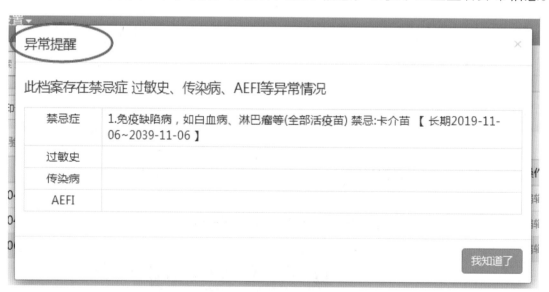

稍后迁入：当前档案仅可查看，不可操作。

3.3.2.2.18.2 异常信息提示

在每次对这个儿童接种登记的时候，都会弹出提示信息，以便于医生查看异常信息。

异常提醒

此档案存在禁忌症 过敏史、传染病、AEFI等异常情况

禁忌症	1.免疫缺陷病，如白血病、淋巴瘤等(全部活疫苗) 禁忌:卡介苗 【 长期2019-11-06~2039-11-06 】
过敏史	
传染病	
AEFI	

我知道了

3.3.2.2.18.3 漏种疫苗提醒

该档案在查漏补种方案中存在待补种的疫苗时，会弹出此提醒框，点我知道了后关闭。

每个人每天只弹一次。

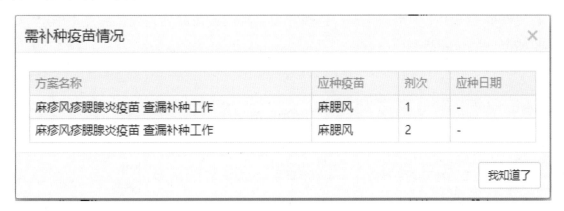

3.3.2.2.18.4 基本资料

选择修改基本资料即可进入基本资料修改界面完成修改。

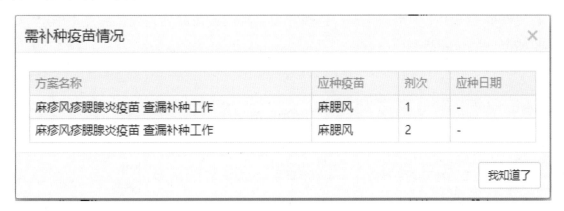

3.3.2.2.18.5 登记疫苗

右侧可接种疫苗列表中的操作栏显示【登记】点击即可弹出登记框，核对接种属性、批号、接种部位、免费自费并选择接种护士后点【确定】。如果需接种的疫苗没有显示，点【添加疫苗（F3）】弹出登记框，选择需要接种的疫苗和其它属性后点【确定】。注意：此处仅显示在疫苗登记里有登记的疫苗，0库存时不可选择。

3.3.2.2.18.6 修改登记/接种记录

点接种记录列表中的【编辑】弹出登记框，修改接种属性、批号、接种部位、免费自费并选择接种护士后点【确定】。注：后台启用了超过时间后可申请维护，则需要提交维护申请单。后台启用了超过时间不允许修改时，编辑和删除按钮为灰色不可点。

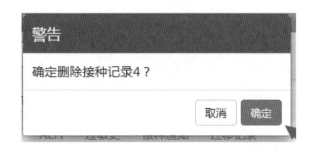

3.3.2.2.18.7 删除登记/接种记录

在接种记录列表选中待删记录，点【删除】，确认后点【确定】进行删除。注：后台启用了超过时间后可申请维护，则需要提交维护申请单。后台启用了超过时间不允许修改时，删除按钮为灰色不可点。

3.3.2.2.18.8 补录接种记录

单苗补录：一次只能补录一个剂次

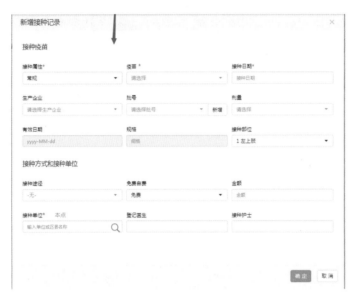

多苗补录：一次可以录入多个剂次

3.3.2.2.18.9 电子签核

点击后弹出电子签核弹窗，受种者按提示完成后可以查看签核文件。

此功能需要购买电子签核设备。

3.3.2.2.18.10 接种计划

操作步骤： 在接种登记首页点击【接种计划】，可查看受种者的全程接种计划（如图 7-23）;如果受种者对某种疫苗有禁忌症或门诊日有改变以及选择接种不同厂家的【流脑 A+C 结合免疫程序】，可对接种计划进行【推迟接种】或【重新生成】，下面会有说到这种情况。【推迟接种】、【重新生成】、【流脑 A+C 结合免疫程序选择】步骤:在接种登记首页点击【接种计划】tab 页面，接着点击编辑图标（如图 7-24），之后再点击【推迟接种】或【重新生成】及【流脑 A+C 结合免疫程序选择】（如图 7-25），接种计划就会推迟接种或重新生成。

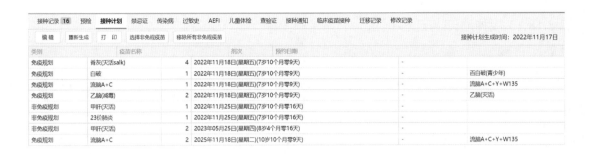

类别	疫苗名称	剂次	预约日期	
免疫规划	脊灰(灭活salk)	4	2022年11月18日(星期五)(7岁10个月零9天)	-
免疫规划	白破	1	2022年11月18日(星期五)(7岁10个月零9天)	白百破(青少年)
免疫规划	流脑A+C	1	2022年11月18日(星期五)(7岁10个月零9天)	流脑A+C+Y+W135
免疫规划	乙脑(减毒)	2	2022年11月18日(星期五)(7岁10个月零9天)	乙脑(灭活)
非免疫规划	甲肝(灭活)	1	2022年11月25日(星期五)(7岁10个月零16天)	
非免疫规划	23价肺炎	1	2022年11月25日(星期五)(7岁10个月零16天)	
非免疫规划	甲肝(灭活)	2	2023年05月25日(星期四)(8岁4个月零16天)	
免疫规划	流脑A+C	2	2025年11月18日(星期二)(10岁10个月零9天)	流脑A+C+Y+W135

图 7-25 接种计划

3.3.2.2.18.11 登记完成

3.3.2.2.18.12 异常信息

操作步骤：

添加异常信息：在登记台详情页点击【禁忌症】【传染病】【AEFI】【过敏史】，可在对应的弹窗内完成对应的信息填写，确认后保存。完成后对应的 tab 会红色字体显示信息条数，并展示具体的异常信息，可操作编辑与删除。

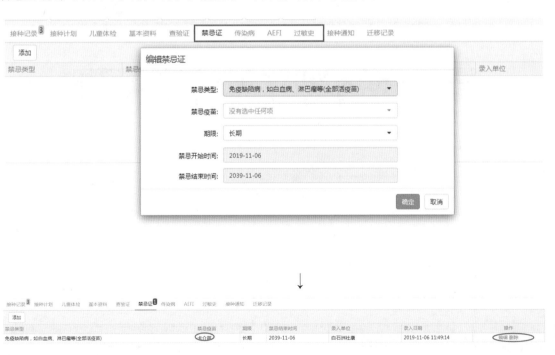

3.3.2.2.18.13 接种通知与迁移记录

操作步骤

Tab 选择接种通知,可以查看当前儿童的接种通知记录。或选择通知方式，进行接种通知。

Tab 选择迁移记录,即可查看儿童的迁移信息记录。

3.3.2.2.18.14 打印单据和证件

操作步骤

在接种首页，选择【打印接种证】【打印知情同意书】【打印接种单】【打印接种计划】，都可以跳转进入对应的打印界面进行打印。选择需要打印【预防接种证】（这里用预防接种证举例），图 7-30，进入【预防接种证】打印页面后，选择【接种证类型】、【打印机】，点击【打印】，即可成功打印（默认打印接种资料，如图 7-30。勾选需要打印的疫苗，根据提示把接种证翻到指定的页面打印(步骤如图 7-31)，即可打印成功。)；如要打印基本资料，则点击【基本资料】，如图 7-30。

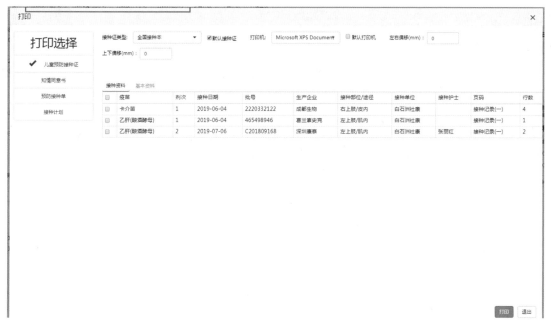

图 7-30 打印预防接种证

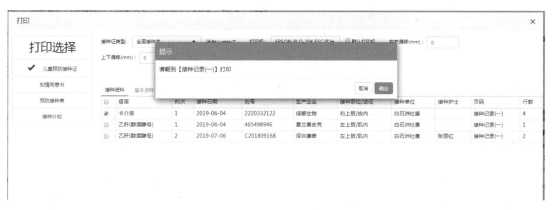

图 7-31 打印接种记录

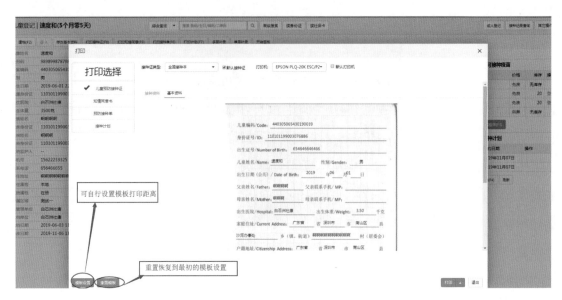

图 7-32 打印基本资料

3.3.2.2.18.15 查验证

操作说明

当前儿童登记详情界面选择查验证,点击添加可跳转至当前儿童查验界面,点击登录可跳转登录查验证。

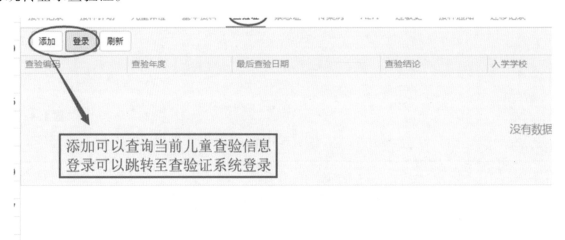

3.3.2.2.18.16 体检

体检操作步骤

首先,在系统初始化的时候需要在菜单设置→接种设置→体检月龄 完成体检月龄的设置。其次在登记详情界面选择到儿童体检,点【生成】,即可完成体检计划。完成儿童体检后,可在操作栏点登记,打印体检单。

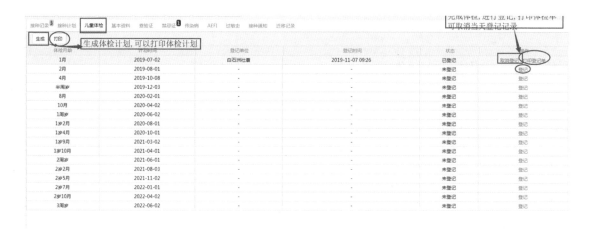

3.3.2.2.18.17 预检

预检操作步骤

　　首先需要开启预检开关（可联系系统管理员完成），完成后开启后重新登记系统即可，进入登记台，在没有完成预检时，会自动跳转至预检界面。点击【新增】右侧会弹出预检询问表，可按照表内问题，一一确认填写即可。保存可生成预检记录，预检记录可进行打印。重置可修改。注：开启预检后，必须完成预检才可进行接种登记。

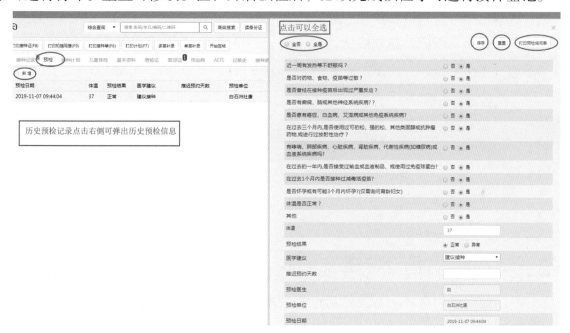

3.3.2.3 成人登记台

　　仅可查询和建档18岁以上的档案，其他操作同常规工作台。

3.3.2.4 犬伤登记台

在此工作台对因动物致伤需接种的人员进行建档、登记。

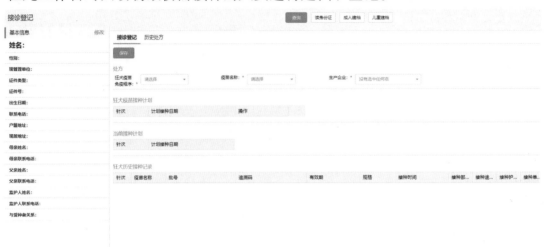

3.3.2.4.1 调入档案到登记台

通过以下方式将档案调入到登记台，以进行登记：

● 查询：点击"查询"按钮，在查询对话框中选择查询方式并录入查询条件，点击"查询"按钮，在列表中选择一行，然后点击"确认"按钮。

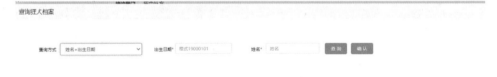

● 读身份证：将居民身份证放到识读器上，点击"读身份证"按钮，在查询对话框中的列表中选择一行，然后点击"确认"按钮。

● 成人建档：点击"成人建档"按钮，在建档对话框中录入完整档案信息，点击"保存"按钮。

● 儿童建档：点击"儿童建档"按钮，在建档对话框中录入完整档案信息，点击"保存"按钮。

3.3.2.4.2 增加或修改狂犬处方

1、逐步选择狂犬疫苗免疫程序、疫苗名称、生产企业。

2、根据需要修改狂犬疫苗接种计划的日期。

3、点击"保存"，将处方保存到系统中。

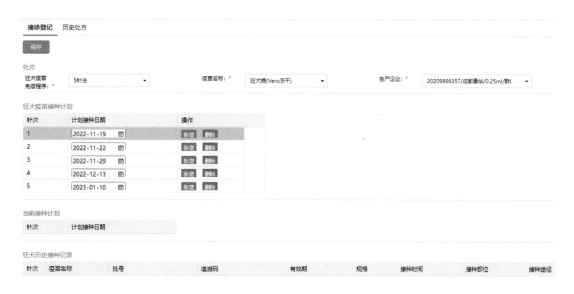

3.3.2.4.3 查看历史狂犬处方

点击 历史处方，即可查看。

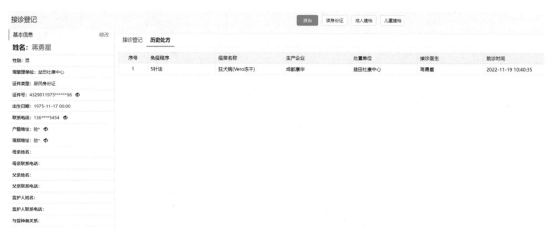

3.3.2.5 接种台

3.3.2.5.1 登录工作台

选择工作台列表中的一条后点击确认，登录此工作台。

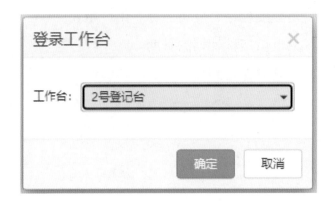

3.3.2.5.2 切换新冠接种模式

点击 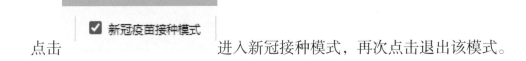 进入新冠接种模式，再次点击退出该模式。

3.3.2.5.3 读身份证

点击后，读取二代居民身份证并自动查询档案，展示查询结果。

3.3.2.5.4 扫码

1、点击后，弹出"请扫码"对话框。

2、读取到健康卡二维码后会自动查询，展示符合条件的档案列表。

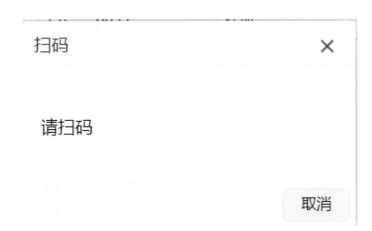

3.3.2.5.5 呼叫

点击后语音呼叫选中的排队号，并标记为本工作台处理中。（此功能需数字化门诊支持）

3.3.2.5.6 过号

点击后将当前处理中的排队号放到已过号队列中。如果排队号不在处理中状态，则需要

先呼叫。（此功能需数字化门诊支持）

3.3.2.5.7 过号不呼叫

点击后将当前的排队号放到已过号队列中，不需要呼叫。（此功能仅在数字化门诊下可用）

3.3.2.5.8 刷新

点击后刷新当前的列表。

3.3.2.5.9 接种

双击列表一行或者单击选择后点击接种按钮，进入接种详情。

3.3.2.5.10 接种详情

展示当前档案和接种的疫苗，进行接种确认相关操作。

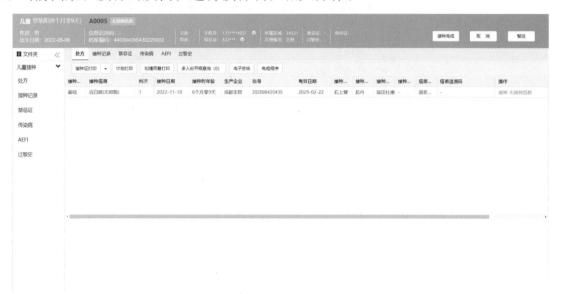

3.3.2.5.10.1 接种

点击处方列表中的【接种】，在对话框中用扫描器扫疫苗包装盒上的追溯码条码，然后点击"确定"按钮。

3.3.2.5.10.2 取消接种

点击处方列表操作列的 操作 取消接种 无接种签 按钮，该疫苗即变成待接种状态。

3.3.2.5.10.3 接种证、接种卡打印

同登记详情功能的打印单据和证件操作。

3.3.2.5.10.4 接种计划打印

同登记详情功能的打印单据和证件操作。

3.3.2.5.10.5 知情同意打印

同登记详情功能的打印单据和证件操作。

3.3.2.5.10.6 接种完成

点击【接种完成】按钮，该受种者即变成已接种状态。

3.3.2.5.10.7 取消

点击【取消】按钮，该受种者继续为待接种状态。

3.3.2.5.10.8 暂挂

点击【暂挂】按钮，该受种者接种状态不变。

3.3.2.6 批号属性

功能路径

菜单导航 → 日常接种 → 批号属性表

操作说明：显示新增的疫苗批号信息，可以根据查询条件查询批号记录、新增、导出。列表操作栏可以编辑修改、变更批号、禁用批号功能。

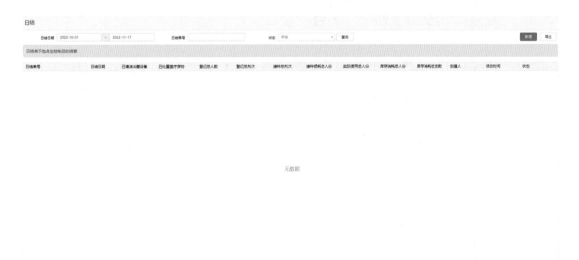

3.3.2.7 日结单

接种完成后，对本单位当日的工作进行总结，生成日结单并进行审核确认。

3.3.2.7.1 查询

输入查询条件，点击查询，即可在列表中查看查询结果。

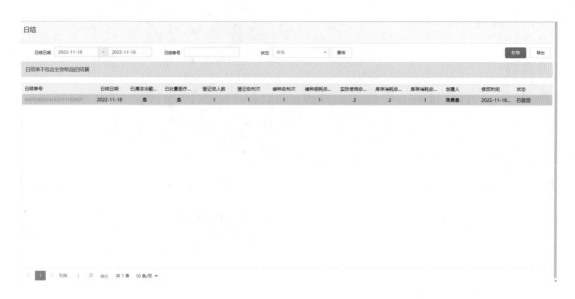

3.3.2.7.2 新增

点击新增,弹出新增日结单对话框,选择要日结的日期和其它信息后,点击"开始日结",进入日结向导。

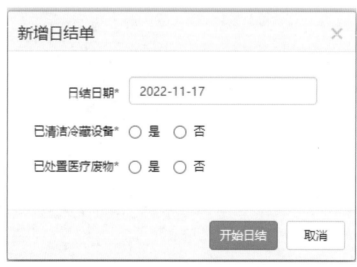

若当日无接种记录时,提示

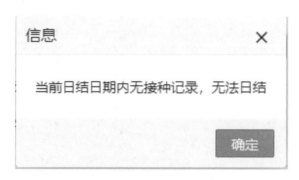

3.3.2.7.2.1 日结向导

3.3.2.7.2.1.1 登记和接种对账

系统自动进行对账，对账正确时点击下一步，对账失败时提示相关错误。

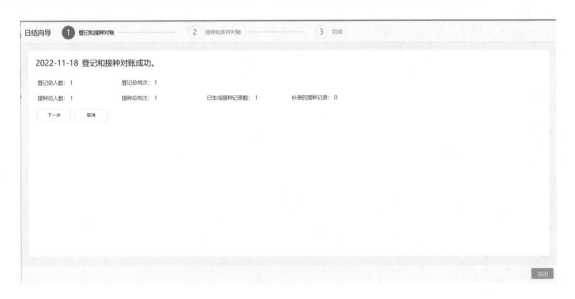

当有瓶组未损耗时，提示如下

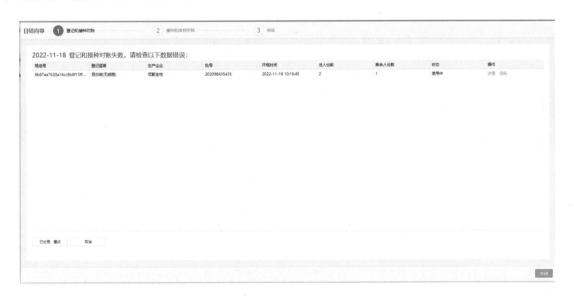

3.3.2.7.2.1.1.1 查看详情

详见多人份使用记录功能的查看详情

3.3.2.7.2.1.1.2 损耗

详见多人份使用记录功能的损耗

3.3.2.7.2.1.2 接种和库存对账

系统自动对账，对账成功时展示对账结果，点击下一步。

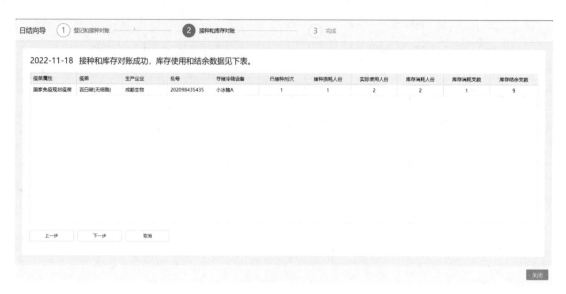

3.3.2.7.2.1.3 完成

关闭日结向导，保存日结单,，提示请求成功。

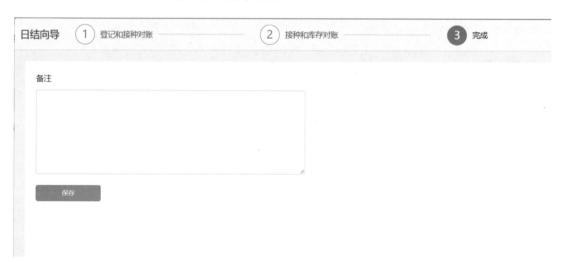

3.3.2.7.3 审核

点击查询列表的日结单号，然后在对话框中点击审核按钮，在审核对话框中输入审核意见后点击审核通过或驳回，完成审核操作。

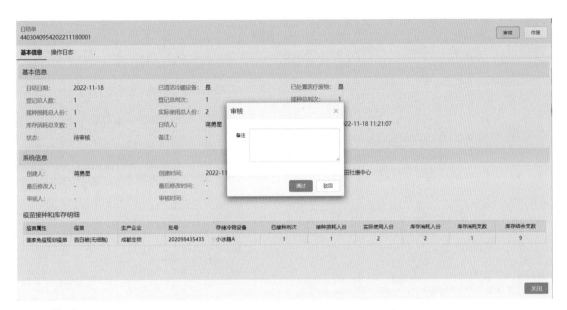

3.3.2.7.4 作废

点击查询列表的日结单号，然后在详情对话框中点击作废，在弹出框中确认后该单被作废。

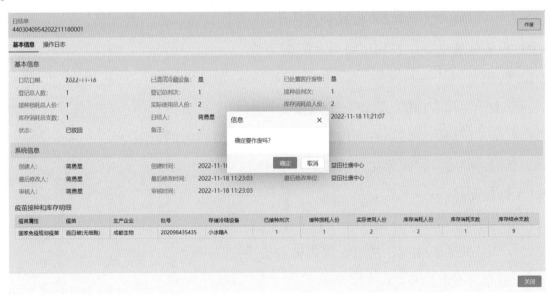

3.3.2.7.5 导出

导出数据。详见系统通用操作–导出。

3.3.2 其它接种

3.3.3.1 流感名册管理

使用流感名册管理按年度分学校和班级来查询、新增、导出接种流感学生。

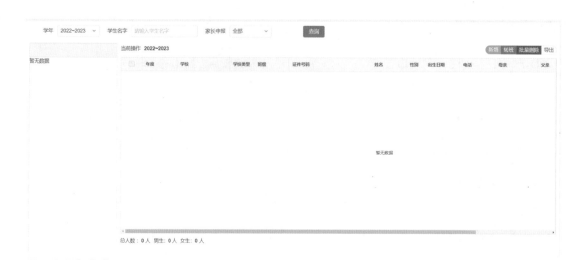

3.3.3.1.1 查询

选择年度、学校、班级等条件,点击"查询"按钮,然后在列表中查看学生名单。

3.3.3.1.2 新增

1、点击"新增",然后在新增对话框中录入学生的信息。

2、点击"确定",将学生保存到系统中。

注:你需要选建立学校和班级后才能新增学生。

3.3.3.1.3 转班

1、点击学生列表前的 选中一个或多个学生。

2、点击"转班",然后在新增对话框中选择需要转入的班级。

3、点击"确定",将学生转移新的班级中。

3.3.3.1.4 批量删除

1、点击学生列表前的 选中一个或多个学生。

2、点击"批量删除",然后在警告框点击确定。

注:删除后不可恢复。

3.3.3.1.5 导出

导出数据。详见系统通用操作–导出。

3.3.3.2 流感名册匹配

使用流感名册匹配将学生与接种档案进行关联。

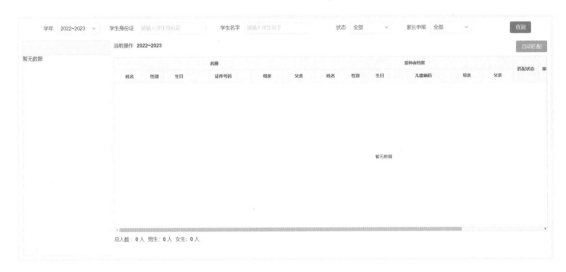

3.3.3.2.1 查询

选择年度、学校、班级等条件，点击"查询"按钮，然后在列表中查看学生名单。

3.3.3.2.2 匹配接种档案

通过以下方式对将学生与接种档案匹配：

● 自动匹配：点击"自动匹配"，在提示框中点击"确定"，稍等片刻后查看自动匹配的结果。

3.3.3.3 流感学生接种管理

使用流感学生接种管理功能跟踪每个学生的流感情况和接种进度。

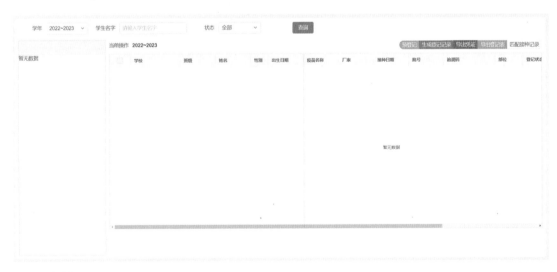

3.3.3.3.1 查询

选择年度、学校、班级等条件，点击"查询"按钮，然后在列表中查看学生名单。

3.3.3.3.2 预登记

1、点击学生列表前的 □ 选中一个或多个学生。

2、点击"预登记",在预登记对话框中选择批号、生产企业、疫苗名称等信息,点击"确定"。

3、在学生列表中查看预登记的结果。

3.3.3.3.3 生成登记记录

1、点击学生列表前的 □ 选中一个或多个学生。

2、点击"生成登记记录",在确认对话框中点击"确定"。

3、转到日常接种->常规工作台查看待登记队列。

3.3.3.3.4 导出凭证

1、点击学生列表前的 □ 选中一个或多个学生。

2、点击"导出凭证",稍等片刻浏览器下载完成后双击打开文件。

3、转到 Office 软件中查看导出的凭证。

3.3.3.3.5 导出登记表

1、点击学生列表前的 □ 选中一个或多个学生。

2、点击"导出登记表",稍等片刻浏览器下载完成后双击打开文件。

3、转到 Office 软件中查看导出的登记表。

3.3.3.3.6 匹配接种记录

1、点击学生列表前的 □ 选中一个或多个学生。

2、点击"匹配接种记录",稍等片刻等待系统刷新完成。

3、在学生列表中查看匹配接种记录的结果。

3.3.3.4 团体名单管理

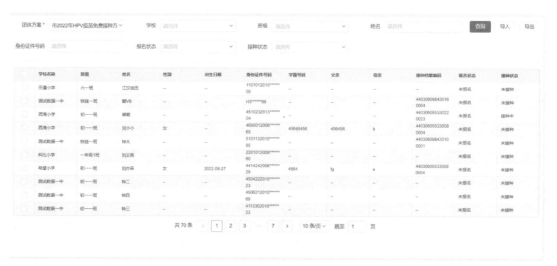

3.3.3.4.1 查询

选择团体方案、学校、班级等条件，点击"查询"按钮，然后在列表中查看团体接种人员名单。

3.3.3.4.2 增加人员到名单

通过以下方式增加人员到团体接种名单中：

- 点击"导入"按钮，点击"下载《团体接种名单导入模板》"将模板导出，双击文件在本地填写并保存，点击"选择文件"并选择团体方案和学校，点击"导入"将人员导入到系统。

3.3.3.4.3 导出

导出数据。详见系统通用操作–导出。

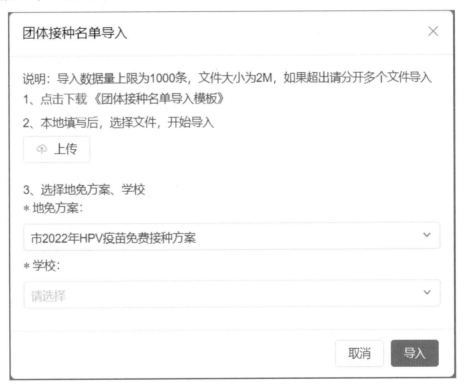

3.3.4 接种档案管理

3.3.4.1 新生儿档案

功能路径

菜单导航栏 → 日常接种 → 新生儿档案管理

操作说明

新生儿资料显示已经完成审核的，未建档的儿童可以右上角点【转成儿童档案】即可跳转至儿童建档界面完成建档。，选中信息导出，全部导出。单个儿童修改备注可以在详情信息页面页头有修改按钮。点击修改备注即可。

按照查询条件,录入对应信息可查询出对应新生儿信息。

3.3.4.1.1 查询

3.3.4.1.2 备注

可以批量添加备注到选择的新生儿档案中。

修改备注   ✕

备注信息

备注   最多输入100个字符

保存 取消

3.3.4.1.3 详情

查询到的数据可以点击该条数据的任意位置,右侧会弹出该新生儿的基本信息。

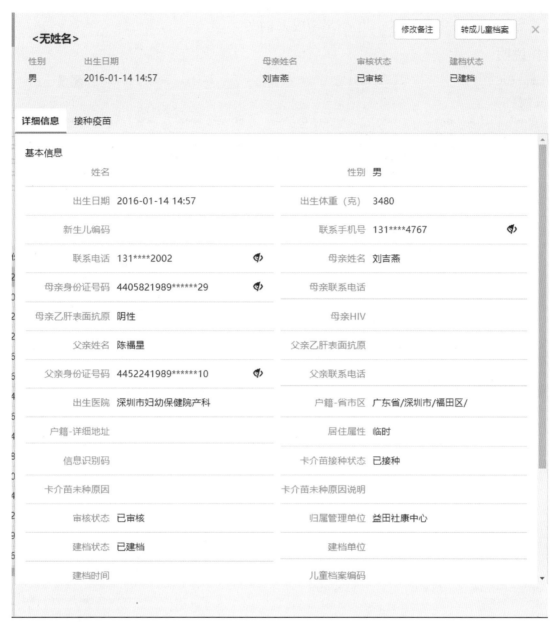

3.3.4.1.3.1 修改备注

可以添加备注到选择的新生儿档案中。

3.3.4.1.3.2 转成儿童档案

点击后可以将新生儿转成儿童接种档案。

3.3.4.2 儿童档案

功能路径

菜单导航 → 日常接种 → 儿童档案/成人档案

操作说明

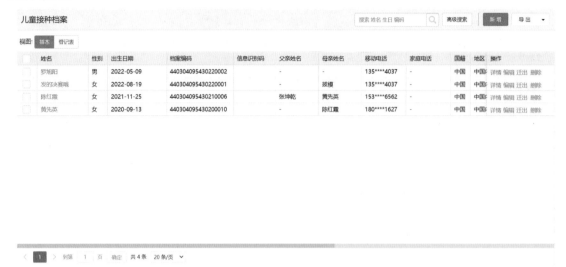

3.3.4.2.1 快速查询与高级查询

在输入框输入姓名、手机号、条形码、编码、生日后按回车键即可查询。点【高级搜索】，在搜索条件里输入或者选择，点击【查询】，即可查询过滤接种档案。

3.3.4.2.2 档案详情

点【档案编码】或【详情】即可查看到档案的详情。

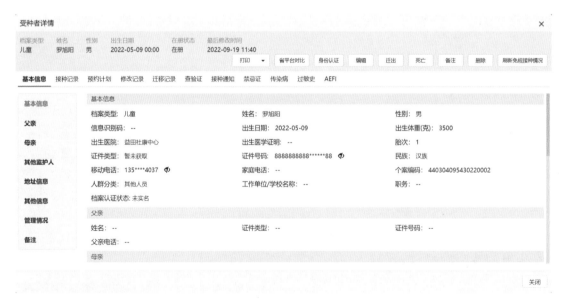

3.3.4.2.3 编辑档案基本信息

在接种档案页，点击【编辑】，输入需要编辑的出生信息，监护人信息，居住/户籍信息，点击【保存】。注意：修改了【出生日期】或【区域】会重新生成接种计划。

3.3.4.2.4 迁出档案

点【迁出】，然后在新页面上录入迁出原因和备注，点【确定】即可迁出该档案。

3.3.4.2.5 删除档案

点【删除】，然后点击【确定】即可将档案标识为删除状态。

3.3.4.2.6 恢复档案

点【恢复】，然后点击【确定】即可将档案恢复为正常状态。

3.3.4.2.7 导出

导出数据。详见系统通用操作–导出。

3.3.4.3 成人档案

儿童档案大于 18 岁后，系统会自动转为成人档案，只能在成人档案中进行查询管理。

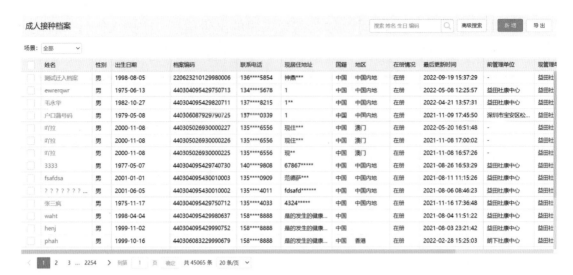

3.3.4.3.1 快速查询与高级查询

在输入框输入姓名、手机号、条形码、编码、生日后按回车键即可查询。点【高级搜索】，在搜索条件里输入或者选择，点击【查询】，即可查询过滤接种档案。

3.3.4.3.2 档案详情

在档案列表上点击【档案编码】或【详情】，然后在对话框中查看接种档案的详细信息并进行相关管理操作。

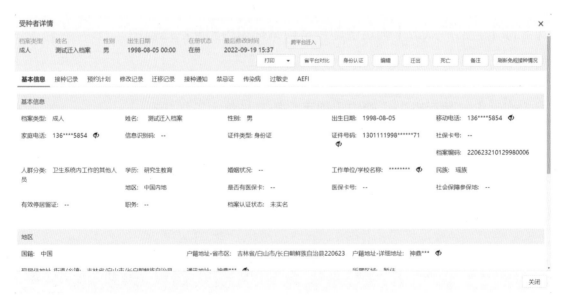

3.3.4.3.2.1 编辑档案的基本信息

点击编辑按钮，在对话框中修改接种档案的信息，然后点击确认按钮完成编辑。

3.3.4.3.3 迁出档案

点【迁出】，在对话框上录入迁出原因和备注，然后点【确定】即可迁出该档案。

3.3.4.3.4 删除档案

点【删除】，然后点击【确定】即可将档案标识为删除状态。

3.3.4.3.5 恢复档案

点【恢复】，然后点击【确定】即可将档案恢复为正常状态。

3.3.4.3.6 导出

导出数据。详见系统通用操作–导出。

3.3.4.4 迁出档案

功能路径

菜单导航 → 日常接种 → 迁出档案管理

操作说明

可以按照迁出时间范围内选择出生日期查询到对应儿童迁移记录信息。注：迁出档案管理，管理的是被其他接种单位主动迁走的儿童。点击详情可以跳转到详情界面，可以按照儿童状态做相对应的操作。儿童不在本单位管理的可迁入本单位。

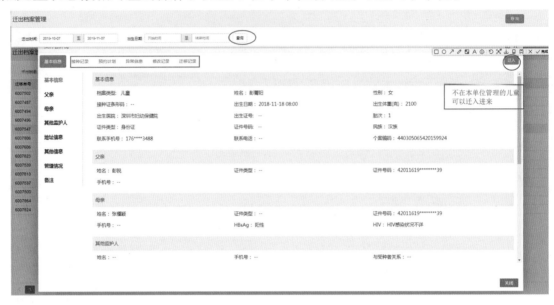

3.3.4.5 档案维护单

功能路径

菜单导航 → 日常接种 → 档案维护申请

操作说明

3.3.4.5.1 新增申请单

在登记台中修改接种记录、或者删除接种记录时，系统会自动判断是否需要提交申请。

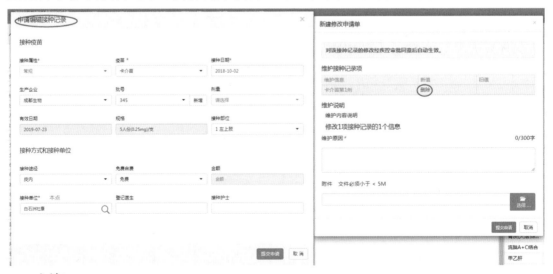

3.3.4.5.2 查询

在 [搜索儿童姓名] 输入儿童姓名，回车即可查询。

3.3.4.5.3 导出

导出数据。详见系统通用操作–导出。

3.3.4.5.4 状态过滤

点击状态下拉框，显示按状态过滤后的单据。

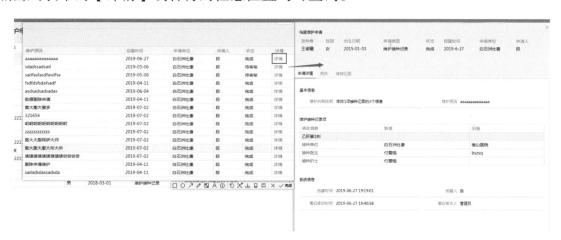

3.3.4.5.5 查看详情

点击列表中的【详情】或者行的任意位置均可查询。

3.3.4.5.6 审核申请单

在免疫规划管理平台中审核。

3.3.5 接种数据管理

3.3.5.1 临床接种记录

查询和管理本单位录入的临床接种记录。

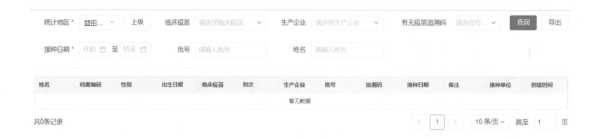

3.3.5.1.1 查询

录入或选择查询条件，点击查询按钮，然后在列表中分页查看符合条件的接种记录列表。

3.3.5.1.2 导出

导出数据。详见系统通用操作–导出。

3.3.5.2 接种日志

功能路径

菜单导航 → 统计分析 → 接种日志统计

首页 → 快捷导航 → 日志统计

操作说明：

3.3.5.2.1 统计

选择接种日期统计本单位接种记录信息，可按照接种属性、剂次、区域、批号分类展示接种信息。可查询时间范围不可超过 1 年，可导出表格。

接种日志 　　　　　　　　　　　　　　　　　　　　　　　　　导 出

接种日期： 2022-01-17 — 2022-11-17 　统计

接种属性　剂次　区域　批号

新建档案	接种人数	剂次数	基础	加强	群体	应急	其他	紧急
6	10	13	1	8	0	0	0	4

接种属性

疫苗名称	人数	基础	加强	群体	应急	其他	紧急	小计
国家免疫规划疫苗	-	-	-	-	-	-	-	-
脊灰(灭活salk)	1	0	1	0	0	0	0	1
百白破(无细胞)	1	0	1	0	0	0	0	1
狂犬病(Vero冻干)	2	0	2	0	0	0	0	2
小计(国家免疫规划疫苗)	4	0	4	0	0	0	0	4
群体性预防接种疫苗	-	-	-	-	-	-	-	-
狂犬病(Vero冻干)	1	0	1	0	0	0	0	1
小计(群体性预防接种疫苗)	1	0	1	0	0	0	0	1
紧急使用疫苗	-	-	-	-	-	-	-	-
新冠疫苗（Vero细胞）	4	0	0	0	0	0	4	4
小计(紧急使用疫苗)	4	0	0	0	0	0	4	4

3.3.5.2.2 导出

导出数据。详见系统通用操作–导出。

3.3.5.3 接种记录

功能路径

菜单导航 → 日常接种 → 接种记录

操作说明：点击接种记录，进入接种记录页面。场景默认今日登记疫苗，场景可以下拉选择查询对应时间区间内的疫苗接种记录。快速搜索可以输入批号回车查询，高级搜索可以录入或选择对应的条件进行查询。右侧儿童登记与成人登记按钮，点击可以跳转至对应的功能界面。导出按钮可以导出接种记录表，以查询到的记录条数为准不可超过 5000 条。儿童个案编码点击可显示基本信息可进行编辑修改、个案迁入、个案迁出、删除、死亡恢复;可查询到接种记录/预约计划/异常信息/修改记录/迁移记录。任意行点击可显示儿童接种登记详情。操作栏功能：完成签核可以在此查看签核信息。

3.3.5.3.1 查询

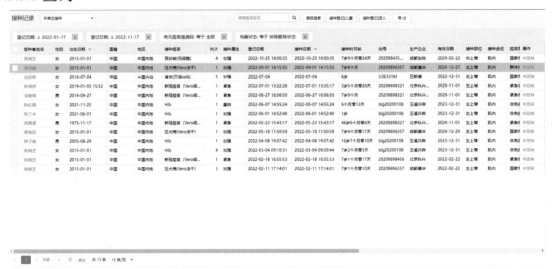

3.3.5.3.2 详情

点击行的任意位置，显示接种记录详情

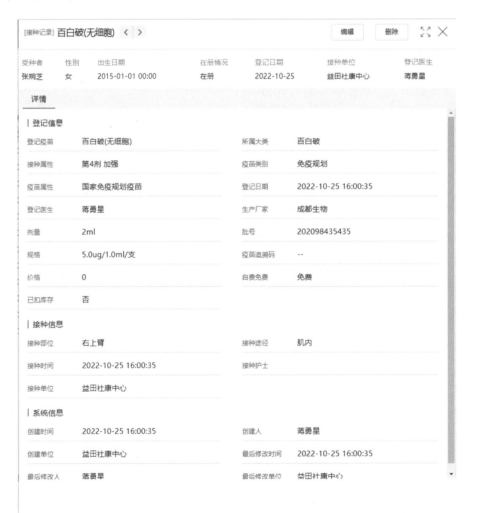

3.3.5.3.3 编辑

详情中点击编辑，显示编辑接种记录对话框，修改信息后保存到系统中。

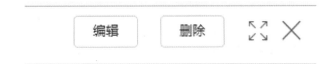

3.3.5.3.4 删除

详情中点击删除，显示确认对话框，确认后删除该条记录，提示删除成功。

3.3.5.3.5 导出

导出数据。详见系统通用操作–导出。

3.3.5.4 疫苗使用记录

查询和管理本单位的多人份疫苗使用记录，可进行损耗或恢复操作。

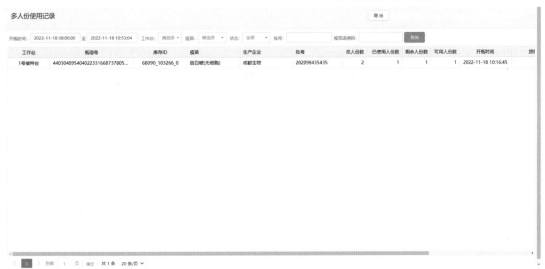

3.3.5.4.1 查询

3.3.5.4.2 新增

多人份使用记录的新增在接种台，详见接种台

3.3.5.4.3 损耗

点击列表操作列的【损耗】，并在弹出框中点击【确定】，将该支多人份疫苗剩余的人份数损耗。

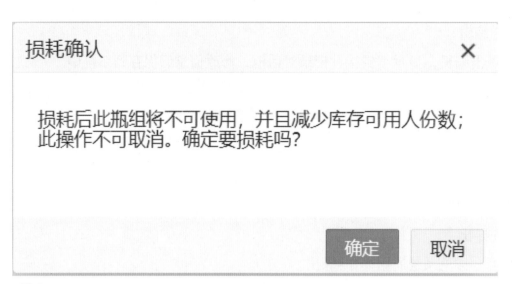

3.3.5.4.4 恢复

点击列表操作列的【恢复】，该支多人份疫苗剩余的人份数恢复，接种台可以继续使用它。

瓶组状态	操作
已损耗	恢复

3.3.5.4.5 查看详情

点击使用记录列表行的任意位置，可查看该疫苗的开瓶使用详细信息。

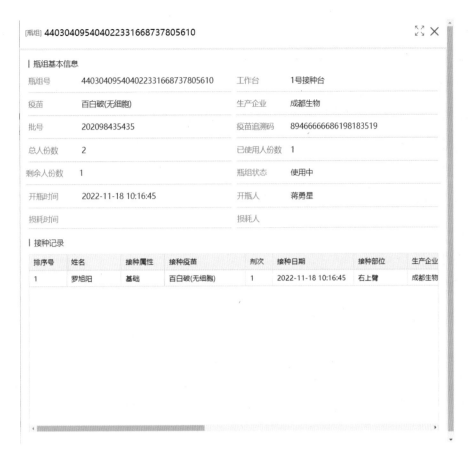

3.3.5.4.6 导出

导出数据。详见系统通用操作–导出。

3.3.5.5 犬伤处方记录

查询和管理本单位接种的犬伤处方记录。

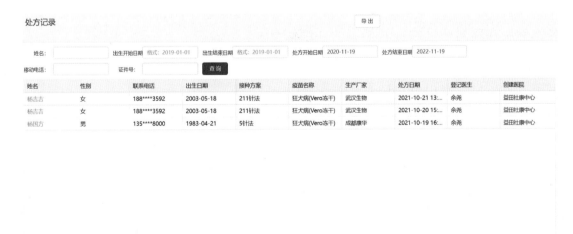

3.3.5.5.1 查询

录入或选择查询条件，点击查询，然后在列表中查看符合条件的数据。

3.3.5.5..2 查看档案

点击姓名，然后在新对话框中查看档案的详细信息。

3.3.5.5.3 导出

导出数据。详见系统通用操作–导出。

3.3.5.6 签核信息管理

功能路径 → 日常接种 → 签核信息管理

操作说明:

3.3.5.6.1 查询

可以选择或输入对应的条件查询签核信息记录。

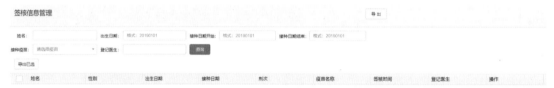

3.3.5.6.2 查看档案

点击姓名，然后在新对话框中查看档案的详细信息。

3.3.5.6.3 查看详情

操作栏点击查看签核，弹出签核信息。

3.3.5.6.4 导出

导出可以导出查询到的所有数据，信息栏左侧的导出需要选中数据后导出。

3.3.5 查漏补种管理

提供专项查漏补种方案和补种过程以及补种结果的数据管理。

3.3.6.1 接种通知

操作步骤

菜单位置：

（1）首页→【日常接种】→【接种通知】；

（2）.首页→【接种通知】在菜单栏选择【日常接种】，点击【接种通知】进入接种通知页面或在首页→快捷导航直接点击【接种通知】（如图 7-38）；

【返回重查】返回到查询界面

【全部发送短信、全部发送微信】可给予当前查询到的儿童发送通知，注：微信需要后台开启集成，儿童有关联到微信才能发送成功。

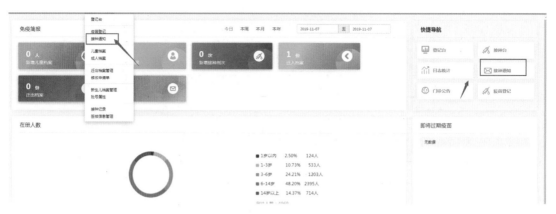

图 7-38 接种通知

3.3.6.1.1 通知记录查询

可按条件查询接种通知（如图 7-39）

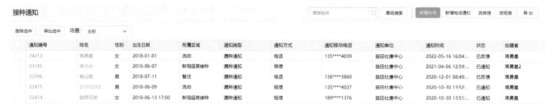

图 7-39 接种通知查询

3.3.6.1.2 记录电话通知的结果

通过以下方式记录打电话通知的结果：

● 点击"新增电话通知"按钮，在对话框中选择档案和通知结果信息后点击"保存"按钮。

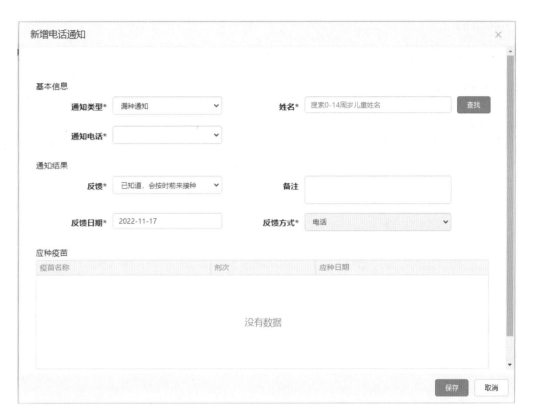

3.3.6.1.3 发微信

对一个档案发送微信接种通知。

3.3.6.1.4 发短信

对一个档案发送短信通知。输入档案姓名查询后，点击发送即可。

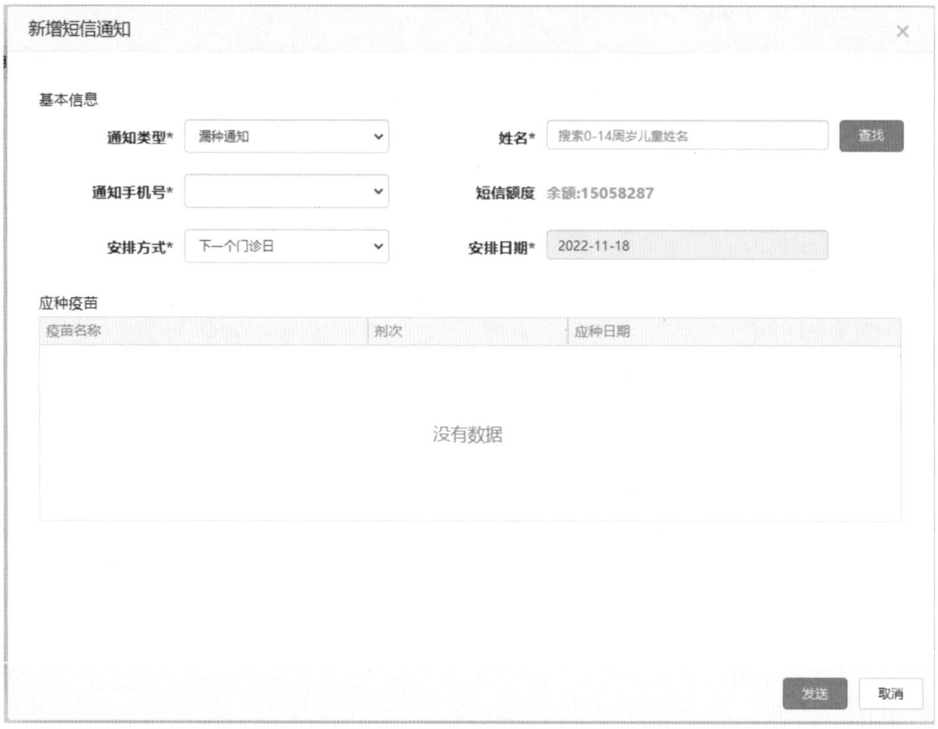

3.3.6.1.5 通知向导

可批量通知漏种的档案。点击【新向导】，选择【通知类型】、【接种疫苗】、【所属区域】【出生时间段】、【安排日期】、【排除对象】后点击【开始查询】查询出本单位需要通知应种儿童和漏种儿童。（如图 7-40）

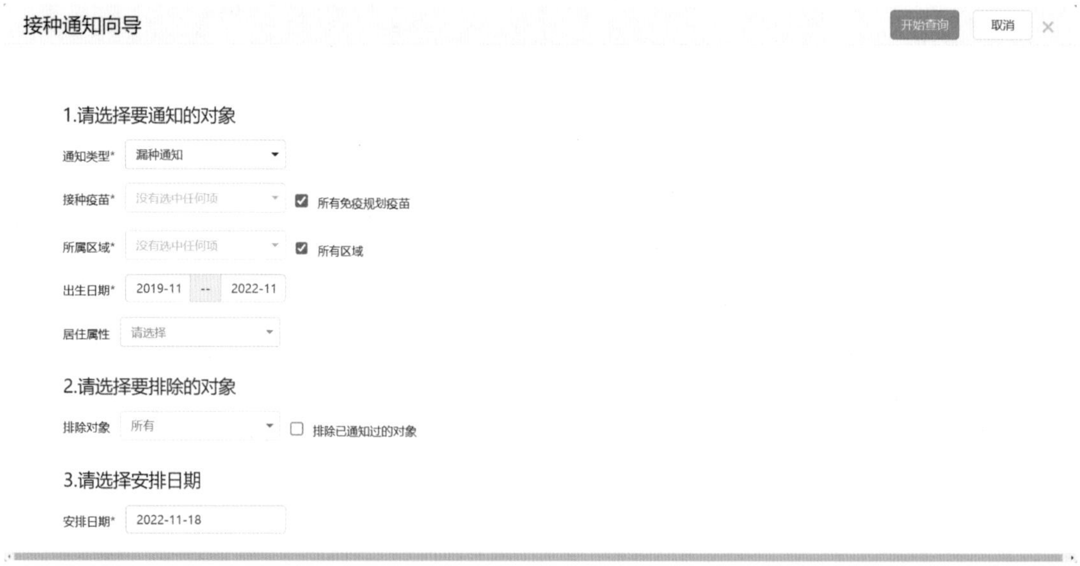

查询出通知儿童，可按照向导页面表头显示功能进行对应的操作。

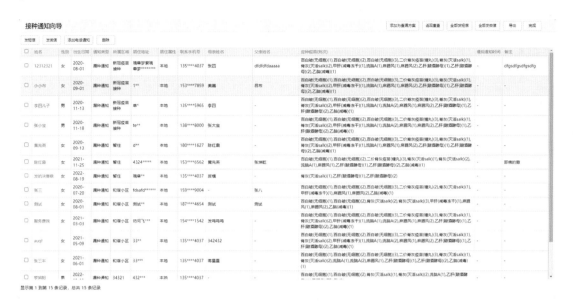

3.3.6.1.5.1 发微信

对列表中选中的档案发送微信通知。选择通知时间后，点确认即可发送。

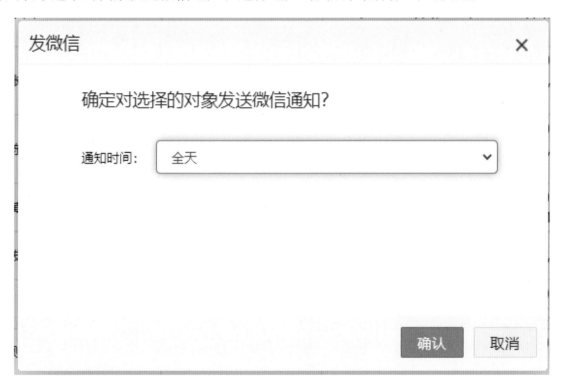

3.3.6.1.5.2 发短信

对列表中选中的档案发送微信通知。选择通知时间后，点确认即可发送。

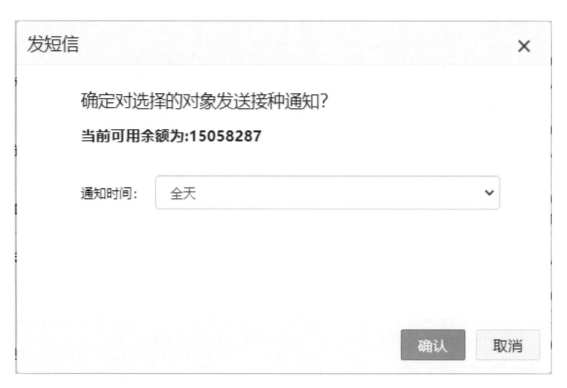

导出数据。详见系统通用操作–导出。

3.3.6.1.5.3 导出

关闭向导对话框，返回接种通知首页。

3.3.6.1.5.4 完成

3.3.6.2 查漏方案

可查询和管理本单位的查漏方案。

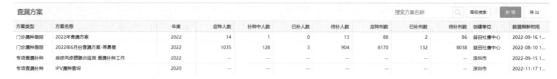

方案类型	方案名称	年度	应种人数	补种中人数	已补人数	待补人数	应种剂数	已补剂数	待补剂数	创建单位	数据刷新时间
门诊漏种跟踪	2022年查漏方案	2022	14	1	0	13	88	2	86	益田社康中心	2022-09-16 1...
门诊漏种跟踪	2022年6月份查漏方案-蒋勇量	2022	1035	128	3	904	8170	132	8038	益田社康中心	2022-08-10 1...
专项查漏补种	麻疹风疹腮腺炎疫苗 查漏补种工作	2022	--	--	--	--	--	--	--	深圳市	2022-09-15 1...
专项查漏补种	IPV漏种查询	2020	--	--	--	--	--	--	--	深圳市	2022-11-17 1...

3.3.6.2.1 查询

可以选择或输入对应的条件查询，详见"系统通用操作–快速搜索"、"系统通用操作–高级搜索"

3.3.6.2.2 新增

点击后弹出新增查漏方案对话框，输入信息后保存到系统中。

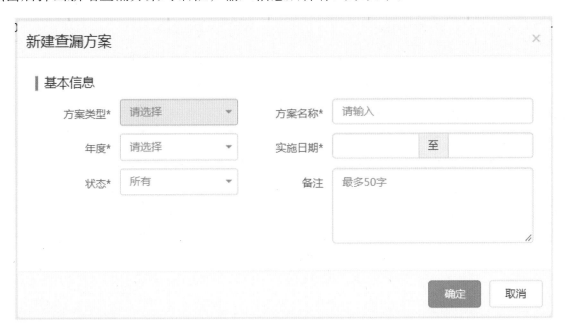

3.3.6.2.3 详情

点击方案列表的任意位置，查看查漏方案详细信息。

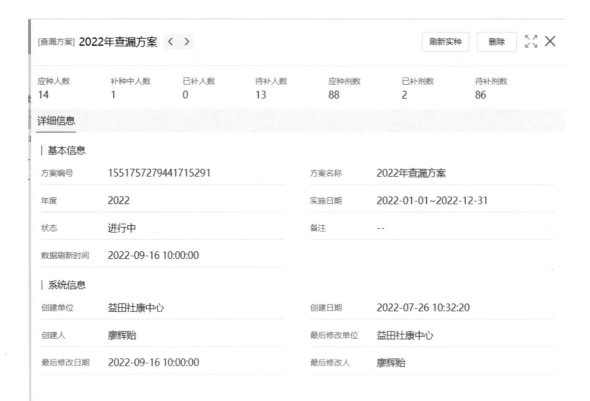

3.3.6.2.3.1 刷新实种

点击后弹出提示框，系统将于零时~6 时自动计算补种数据。

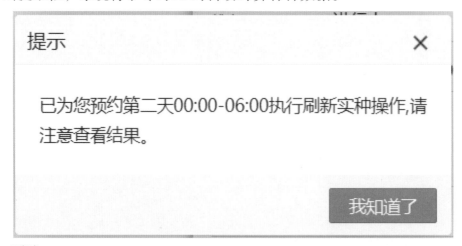

3.3.6.2.3.2 删除

点击后弹出删除确认框，确定后该方案将被删除。

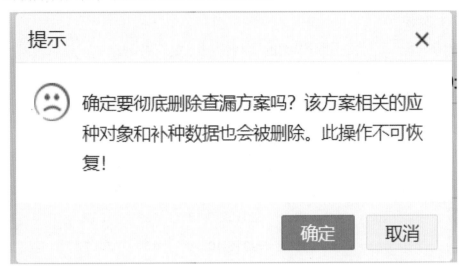

3.3.6.2.4 导出

导出数据。详见系统通用操作–导出。

3.3.6.3 应种对象

查询和管理本单位负责的专项查漏方案中的应种人员。

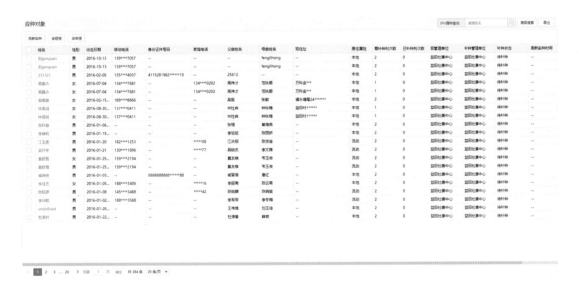

3.3.6.3.1 查询

可以选择或输入对应的条件查询，详见"系统通用操作–快速搜索"、"系统通用操作–高级搜索"。

3.3.6.3.2 导出

导出数据。详见系统通用操作–导出。

3.3.6.3..2 刷新实种

勾选列表的档案后，可批量刷新档案的实种情况，更新补种结果。

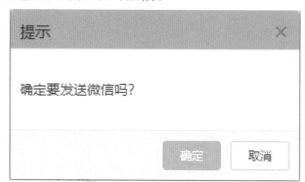

3.3.6.3.4 发微信

可批量发送补种微信消息到档案关联的微信。

3.3.6.3.5 发短信

可批量发送补种短信到档案的移动电话。

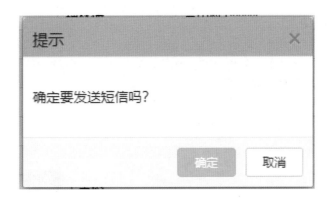

3.3.6.4 应种人员

你可以查询和管理新冠应种人员列表。应种人员由疾控中心导入并分配给你单位负责跟踪。

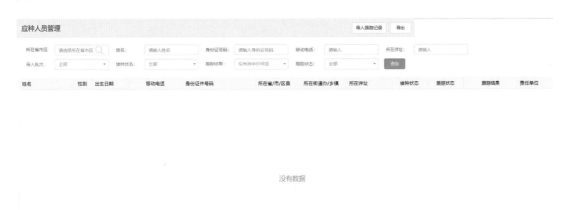

没有数据

3.3.6.4.1 查询应种人员

可以选择或输入对应的条件查询，详见"系统通用操作–快速搜索"、"系统通用操作–高级搜索"。

3.3.6.4.2 对应种人员跟踪

通过以下方式对应种人员进行跟踪：

● 点击"导入跟踪记录"按钮，点击"下载《跟踪记录导入模板》"将模板导出，在本地填写后点击"选择文件"，然后点击"导入"将跟踪记录导入到系统。

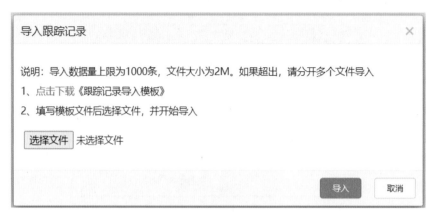

● 点击应种人员列表一行，在侧边对话框中点击"跟踪"按钮，录入跟踪结果信息后，点击"确认"按钮保存跟踪记录。

3.3.6.4.3 导出

导出数据。详见系统通用操作–导出。

3.3.7 公众服务

3.3.7.1 网上预约

功能路径

菜单导航 → 互联管理 → 网上预约

操作说明：在进入网上预约后会默认查询预约到本单位的数据，也可按照姓名、预约开始与结束日期、状态、预约方式查询出对应预约信息。数据列表可以选中导出，也可全部导出。左侧组织架构可收可放点'–'或'+'可完成操作。

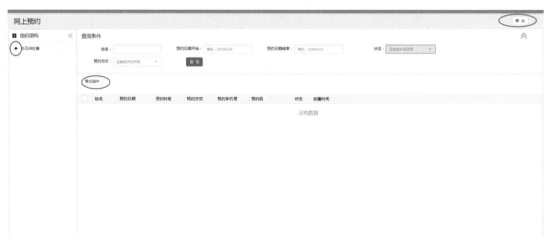

3.3.7.2 家长反馈

功能路径

菜单导航 → 互联管理 → 家长反馈

操作说明：在进入家长反馈后会默认查询反馈到本单位儿童信息。也可按照姓名、反馈开始与结束日期、状态、反馈方式查询出对应反馈信息。可以导出列表，勾选儿童后可以完成批量迁出、批量备注、延期接种。左侧组织架构可收可放点 '–' 或 '+' 可完成操作。点击儿童姓名会弹出儿童基本资料信息框，可以针对当前儿童的状态做对应的功能操作。

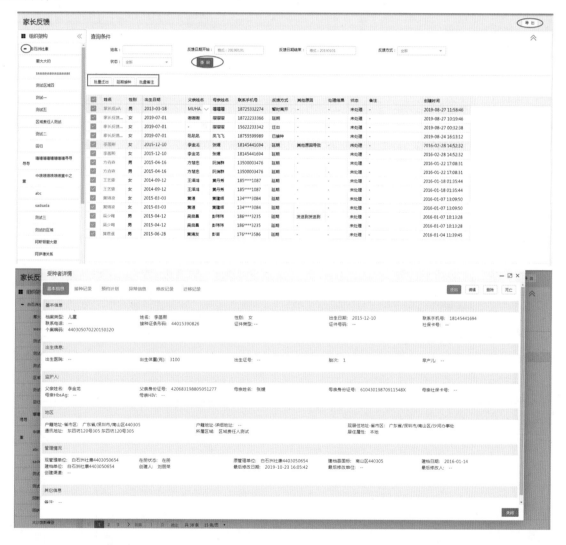

3.3.7.3 移动关联档案

功能路径

菜单导航 → 互联管理 → 移动关联档案

操作说明： 在进入移动关联档案后会默认查询本单位儿童信息绑定情况（小豆苗、微信等）。也可按照姓名、出生日期、关联日期、关联方式查询出对应关联信息。可以全部导出列表，也可勾选儿童后可以导出对应儿童信息。左侧组织架构可收可放点 '−' 或 '+' 可完成操作。点击儿童姓名会弹出儿童基本资料信息框，可以针对当前儿童的状态做对应的功能操作。

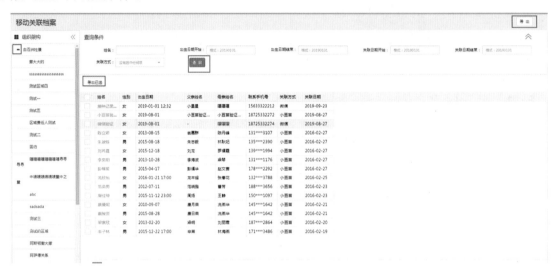

3.3.7.4 门诊公告

功能路径

菜单导航 → 互联管理 → 门诊公告

操作说明： 在进入门诊公告后会默认显示所有的历史发送公告记录，可以根据时间范围来查询公告记录。可以通过右上角的新建功能创建公告，选择发布的类型，输入发布的内容，选择发送的方式即可发送公告。另外也可以复制历史公告记录快速发送公告，公告支持重新发送。

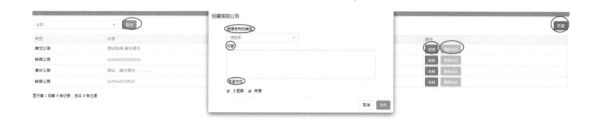

3.3.8 接种报告管理

3.3.8.1 常规接种报表

功能路径

菜单导航 → 统计分析 → 常规接种报表

操作说明：

3.3.8.1.1 查询

常规报表统计界面，默认显示的是全部，可根据状态和分类查询统计报表数据。

3.3.8.1.2 新增

点击新增，在对话框中选择报表分类和统计月份后点击确认，然后等待报表状态变成草稿后即可。

可新增统计月份的报表，按照报表分类和统计月份进行统计，同一个月份不能统计相同的报表。

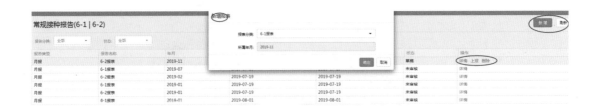

3.3.8.1.3 上报

点击上报，在对话框中点击确认，报表状态即变成已上报。上报后，报表不可以删除。

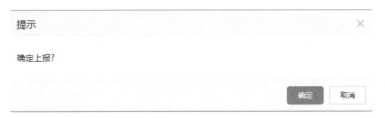

3.3.8.1.4 查看详情

详情可查看具体的报表信息

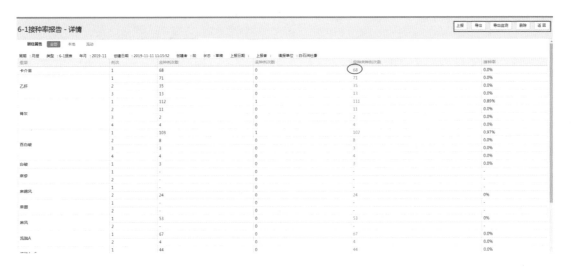

3.3.8.1.4.1 导出监测

点击导出监测，然后等待浏览器下载完成后，双击文件查看。

3.3.8.1.4.2 导出

点击导出，然后等待浏览器下载完成后，双击文件查看。

3.3.8.1.4.3 查看未种清单

点击应种未种数，然后在新界面中查看应种未种儿童清单。

3.3.8.1.4.4 删除报表

点击列表操作列的 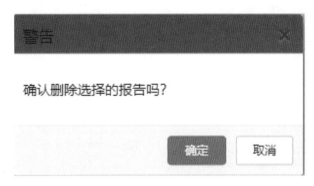 ，然后在警告框中点击确定，该报表即被删

除。

3.3.8.2 接种率统计

功能路径

菜单导航 → 统计分析 → 接种率统计

操作说明

3.3.8.2.1 新增接种率统计

进入接种率界面，右上角点击新增，进入新增接种率统计界面，按照自己实际情况选择统计条件与应种算法，完成后提交统计任务即可，完成后可在接种率界面显示统计记录。状态显示已统计便可以点详情查看具体统计信息，可删除。刷新按钮可刷新当前界面。导出可以导出统计记录。

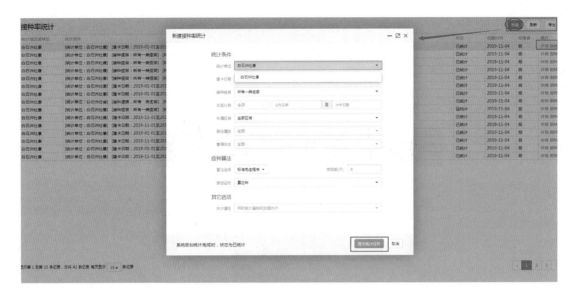

3.3.8.2.2 查看统计详情

接种率统计完成后可点击详情进入详情界面，会详细显示统计结果。可以导出列表，返回能返回到接种率统计界面。

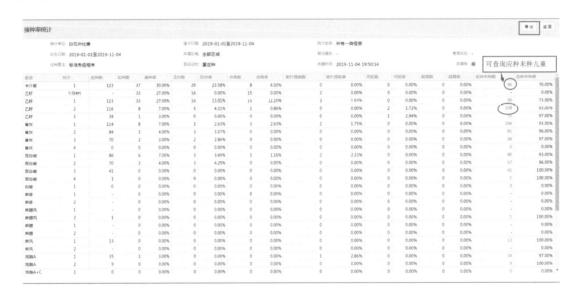

3.3.8.2.3 查看未种儿童清单

点击应种未种数进入应种未种数查询界面。可查询应种未种儿童。

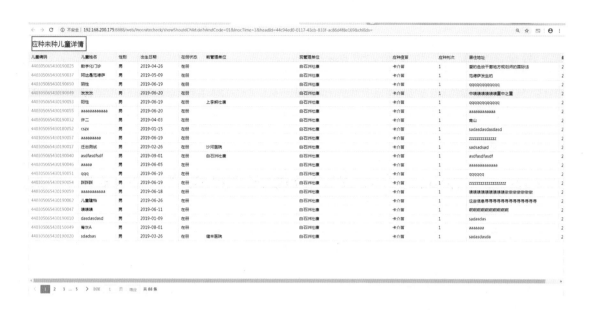

3.3.8.3 档案按区域统计

功能路径

菜单导航 → 统计分析 → 档案按区域统计

操作说明：进入档案按区域统计，默认的是显示明细。本单位的儿童会按照儿童所在的区域进行划分统计出来。取消显示明细，会显示每个区域的儿童总数信息。点击儿童姓名可以显示基本资料信息，功能可根据儿童状态显示可操作功能，统计表可导出。统计条件可按照出生日期和居住属性进行精确统计。

3.3.8.4 人剂次统计

功能路径

菜单导航 → 统计分析 → 人剂次统计

操作说明：进入人剂次统计界面，右上角新增统计，弹出新增统计对话框选择对应年份和单位，开始统计即可。完成后统计列表操作栏可重新统计或者删除。汇总制表，可以汇总下级单位接种信息统计。可输入快捷日期格式查询统计记录，可导出表格。

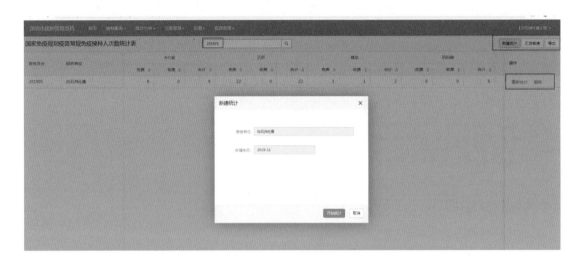

3.4 接种管理

3.4.1 受种者统计

3.4.1.1 个案查询

功能说明：对全平台数据，通过以下条件"出生日期+母亲"、"出生日期+父亲"、"出生日期+联系手机号"、"出生日期+姓名"、"信息识别码"、"档案编码"、"证件号码"、"母亲证件号码"、"父亲证件号码"对平台的个案进行索引查询，并且可以对查询出的结果查看个案明细和导出（脱敏）。

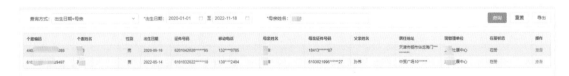

3.4.1.2 档案汇总统计

功能说明：对所选地区，通过所选条件，进行在册情况汇总统计。统计结果可导出（脱敏）。页面数据可点击后下钻查看明细（脱敏）。

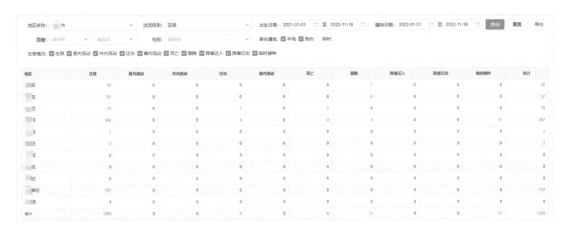

3.4.1.3 重复档案统计

功能说明：对所选地区，通过所选条件（查重条件可选："姓名+性别+出生日期+父亲姓名"、"身份证件号码"、"姓名+性别+出生日期+母亲姓名"）进行重复档案统计。重复档案数可下钻查看明细（脱敏显示）。

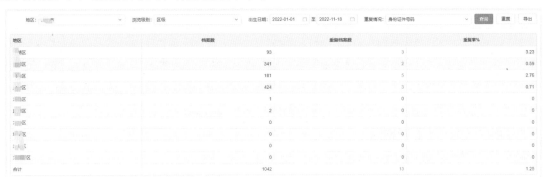

3.4.1.4 建档情况统计

功能说明：根据所选地区，通过所选条件对该范围内的建档总数、及时建档人数、未及时建档人数和及时建档率进行统计。未及时建档人数可下钻查看明细（脱敏显示）。

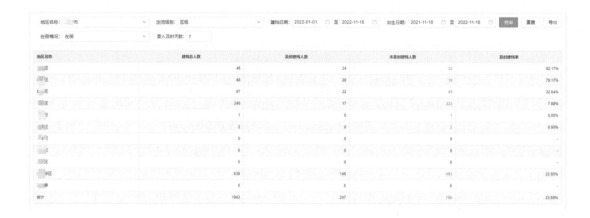

3.4.1.5 信息完整率统计

功能说明：根据所选地区，通过所选条件对该范围内的档案信息完整率进行统计（完整率条件可自定义），其中各指标未采集人数可下钻查看明细（脱敏显示）。

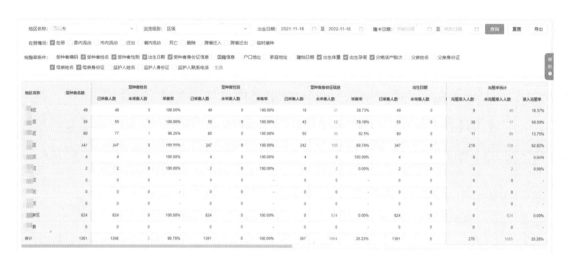

3.4.1.6 医保个案管理（云南）

功能说明：对导入的医保个案与当前新冠疫苗接种记录匹配对比，方便数据核对。

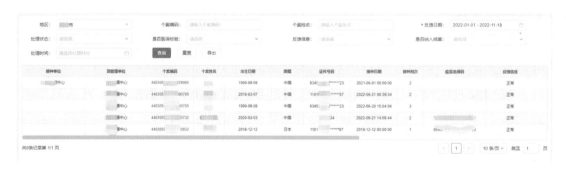

3.4.1.7 个案迁入迁出统计

功能说明：根据所选查询条件，对所选区域的档案数、迁入迁出数进行汇总统计，其中各指标人数可下钻查看明细（脱敏显示），结果可导出查看（脱敏数据）。

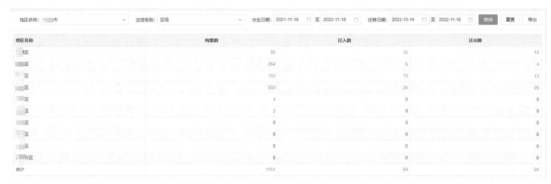

3.4.1.8 档案接种剂次统计

功能说明：根据所选查询条件，对所选区域的档案数、新增修改数进行汇总统计，其中各指标人数可下钻查看明细（脱敏显示），结果可导出查看（脱敏数据）。

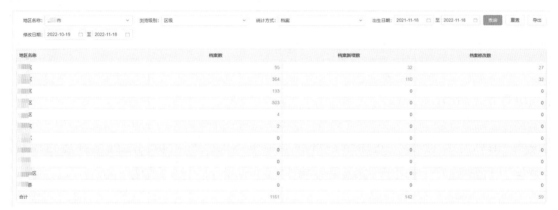

3.4.2 接种统计

3.4.2.1 实种明细查询

功能说明：根据所选查询条件，对所选区域的实际接种数进行汇总统计，可按剂次或疫苗展示汇总结果（见下图）。其中各指标可下钻查看明细（脱敏显示），亦可将结果导出查看（脱敏数据）。

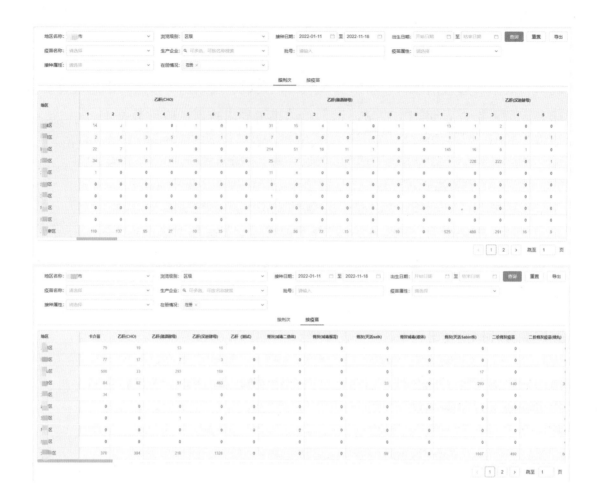

3.4.2.2 接种信息完整性

功能说明：根据所选地区，通过所选条件对该范围内的接种记录信息完整性进行统计（完整率条件可自定义），其中各指标未采集数可下钻查看明细（脱敏显示）。

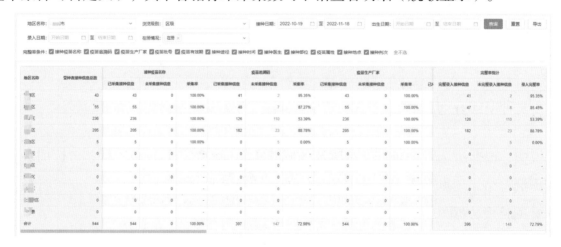

3.4.2.3 IPV 区域统计

功能说明：根据所选地区，通过所选条件对该范围内的档案进行查漏补种统计（查漏补种方案类型条件可自定义）。

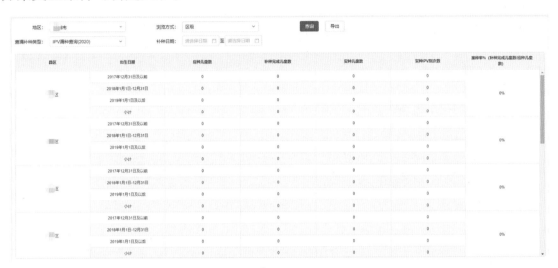

3.4.2.4 HPV 临期未种统计

功能说明：根据所选地区，通过所选条件对该范围内的 HPV 接种计划进行临期未种统计（可按接种单位或管理单位分别统计），其中各指标数可下钻查看明细（脱敏显示）。

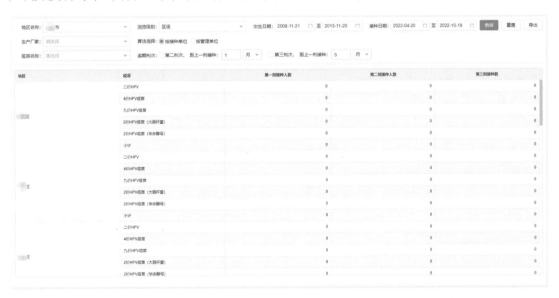

3.4.2.5 实种及时统计

功能说明：根据所选地区，通过所选条件对该范围内的接种记录及其及时性统计（可自定义录入及时天数），其中超时补录剂次数可下钻查看明细（脱敏显示）。

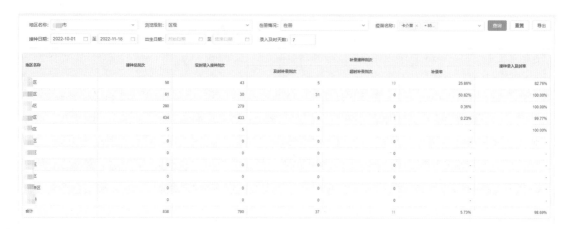

3.4.2.6 暴露人群统计表

功能说明：根据所选地区，通过所选条件对该范围内的犬伤暴露人群列表及其接种计划执行情况（暴露档案），结果可导出（脱敏）。

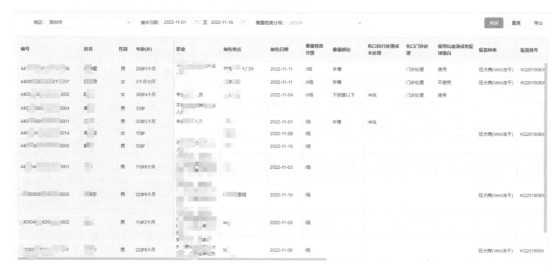

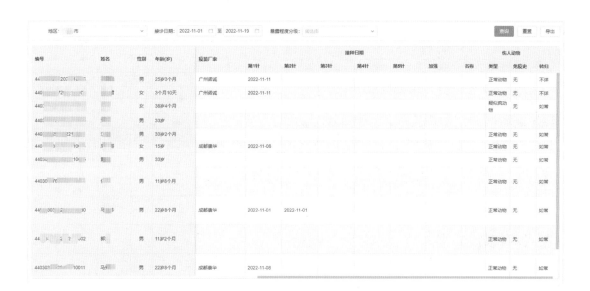

3.4.2.7 门诊记录汇总报表

功能说明：根据所选地区，通过所选条件对该范围内的犬伤暴露情况进行汇总统计，结果可导出（脱敏）。

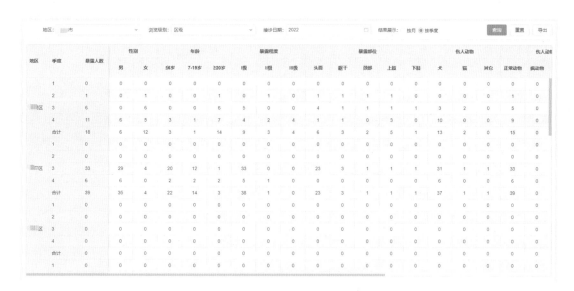

3.4.2.8 新生儿接种情况统计

功能说明：根据所选地区，通过所选条件对该范围内的产科新生儿接种情况进行汇总统计，结果可导出（脱敏）。

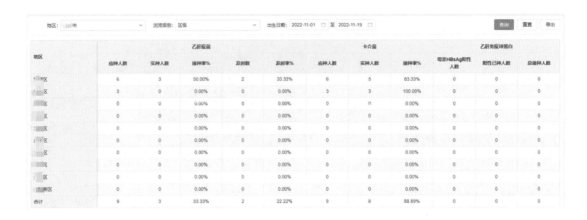

3.4.3 接种率统计

3.4.3.1 免规统计表(7-1)

功能说明：国家免疫规划常规免疫（时段）接种率月报表，可按本级或分地区实时统计，结果可导出 Excel 文件。

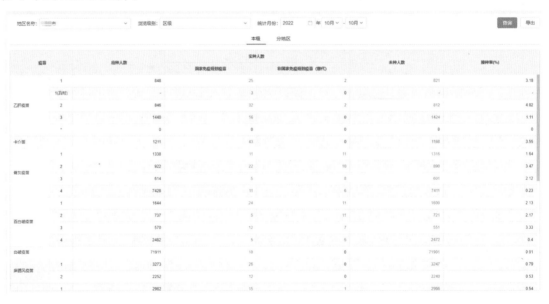

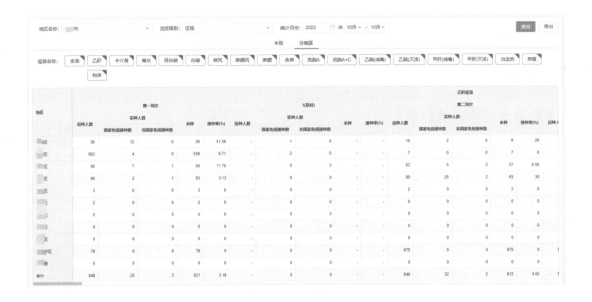

3.4.3.2 免规月报表(7-1)

功能说明：国家免疫规划常规免疫接种率月报表（静态表），可按本级或分地区实时统计，结果可导出 Excel 文件。

3.4.3.3 非免规统计表(7-2)

功能说明：非国家免疫规划疫苗接种数月报表，可按本级或分地区**实时统计**，结果可导出 Excel 文件。

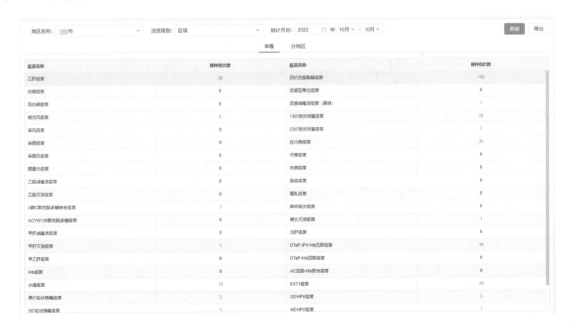

3.4.3.4 非免规月报表(7-2)

功能说明：非国家免疫规划疫苗接种数月报表（静态表）。

3.4.3.5 免规出生队列统计表

功能说明：国家免疫规划常规免疫（出生队列）接种率季度报表实时统计（动态统计），各分组接种数可点击下钻显示明细（脱敏显示），结果可导出 Excel（脱敏）。

3.4.3.6 免规出生队列季报表

功能说明：国家免疫规划常规免疫（出生队列）接种率季度报表（静态统计）。

3.4.3.7 接种评价统计

功能说明：根据所选地区，通过所选疫苗及剂次、档案在册情况等条件，对疫苗的接种评价进行汇总统计。其中及时接种数和未种数可下钻查看明细（脱敏显示）。

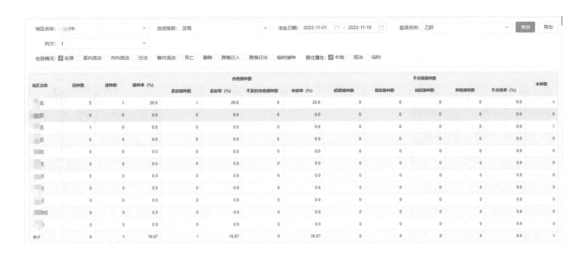

3.4.3.8 分剂次接种率

功能说明：按照所选疫苗对该疫苗的剂次接种数、接种率进行汇总统计。其中每剂次的实种人数、未种人数可下钻查看明细（脱敏显示）。

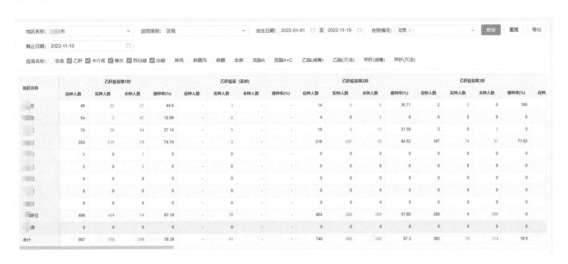

3.4.3.9 接种率考核

功能路径

菜单导航 → 统计分析 → 接种率统计

操作说明

新增

进入接种率界面，右上角点击新增，进入新增接种率统计界面，按照自己实际情况选择统计条件与应种算法，完成后提交统计任务即可，完成后可在接种率界面显示统计记录。状态显示已统计便可以点详情查看具体统计信息，可删除。刷新按钮可刷新当前界面。导出可以导出统计记录。

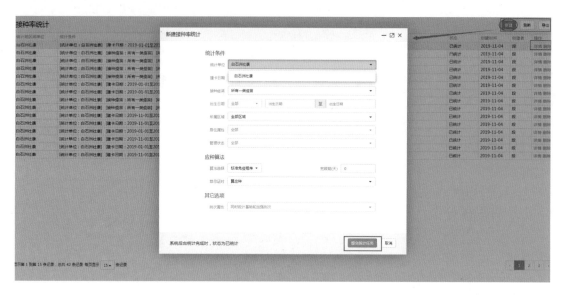

详情简介：接种率完成后可点击详情进入详情界面，会详细显示统计结果。可以导出列表，返回能返回到接种率统计界面。应种未种数，可以点击，进入应种未种数查询界面。可查询应种未种儿童。

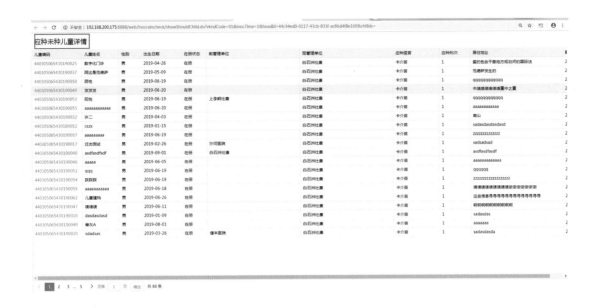

3.4.3.10 人剂次数统计

功能路径

菜单导航 → 统计分析 → 人剂次统计

操作说明：进入人剂次统计界面，右上角新增统计，弹出新增统计对话框选择对应年份和单位，开始统计即可。完成后统计列表操作栏可重新统计或者删除。汇总制表，可以汇总下级单位接种信息统计。可输入快捷日期格式查询统计记录，可导出表格。

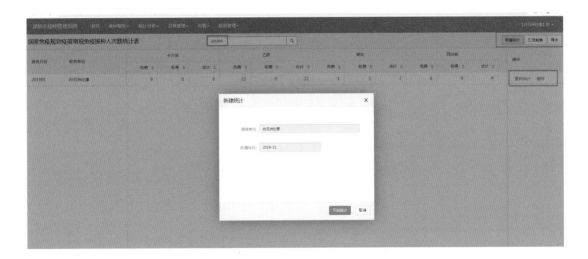

3.4.4 新冠统计

本部分为所有新冠疫苗接种相关的统计报表。

(1) 特殊条件说明

报表条件中，"剂次"定义：剂次分为基础剂次、加强剂次和序贯剂次。

基础剂次：根据疫苗类型，基础剂次代表的意义不同。Vero 细胞（两剂），CHO 细胞（三剂），腺病毒载体（一剂），吸入用腺病毒载体不能用于基础剂次。

加强剂次：Vero 细胞用于第三剂，腺病毒载体用于第二剂，吸入用腺病毒载体用于第二剂或第三剂。

序贯剂次：CHO 细胞用于第三剂，腺病毒载体用于第二剂、第三剂次，吸入用腺病毒载体用于第三剂、第四剂次。

3.4.4.1 人群分类统计

功能说明：根据所选条件对所选地区的接种剂次数或接种人数（统计方式可选）进行汇总统计，按照人群分类进行分组显示。其中各指标数值可下钻查看明细（脱敏显示），统计结果可导出（脱敏）。

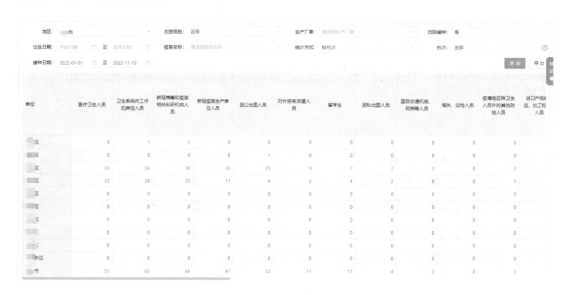

3.4.4.2 人群分类类型统计(深圳)

功能说明：同上文"人群分类统计"，人群分类类型不同。

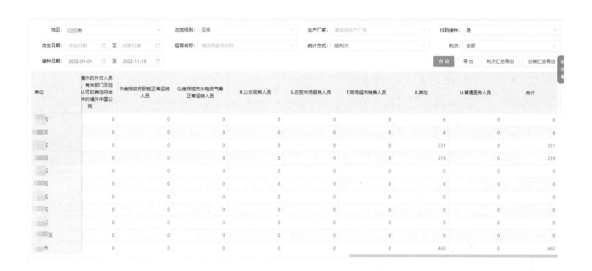

3.4.4.3 接种剂次统计

功能说明：根据所选条件对所选地区的接种剂次数进行汇总统计，按照当日、累计接种剂次数以及对应剂次数进行分组显示。其中各指标数值可下钻查看明细（脱敏显示），统计结果可导出（脱敏）。

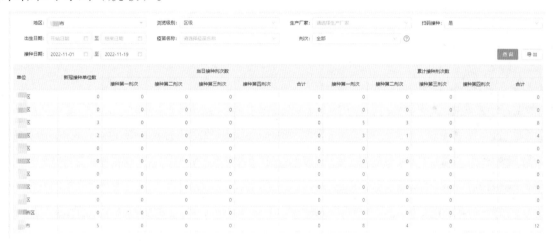

3.4.4.4 新冠接种剂次统计（分疫苗）

功能说明：在接种剂次统计表基础上，查询条件加入"年龄组"选择，结果展示加入疫苗类型分组。

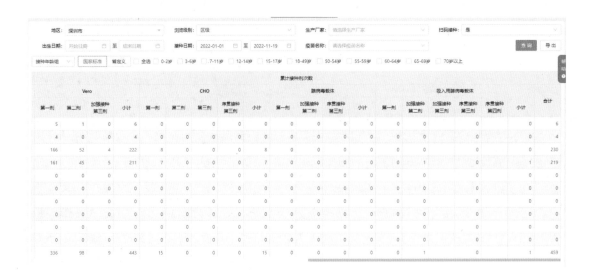

3.4.4.5 年龄组分类统计

功能说明：接种人数按照年龄组、疫苗生产企业竖向统计，按照剂次数及当日和累计人数进行分组。其中各指标数值可下钻查看明细（脱敏显示），统计结果可导出（脱敏）。

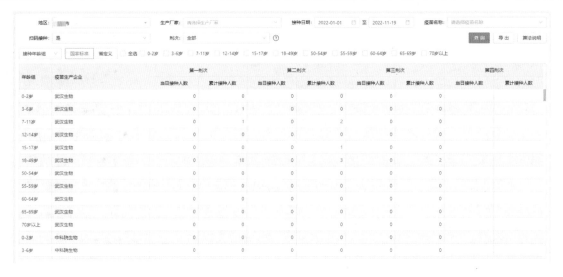

3.4.4.6 人群分类竖向统计

功能说明：接种人数按照接种人群分类竖向统计，按照剂次数及当日和累计人数进行分组汇总统计。其中各指标数值可下钻查看明细（脱敏显示），统计结果可导出（脱敏）。

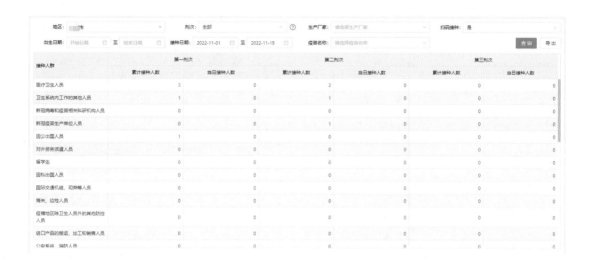

3.4.4.7 逾期未种统计

功能说明：分地区统计各剂次逾期接种情况（按人数），其中各指标数值可下钻查看明细（脱敏显示），统计结果可导出（脱敏）。

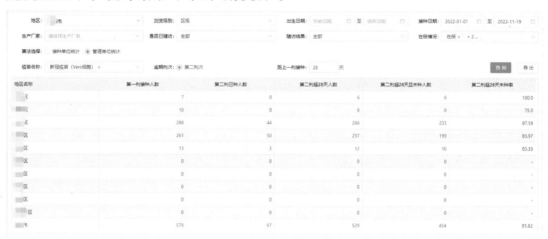

3.4.4.8 年龄组逾期接种

功能说明：分地区按年龄组分组统计各剂次逾期接种情况（按人数），其中各指标数值可下钻查看明细（脱敏显示），统计结果可导出（脱敏）。

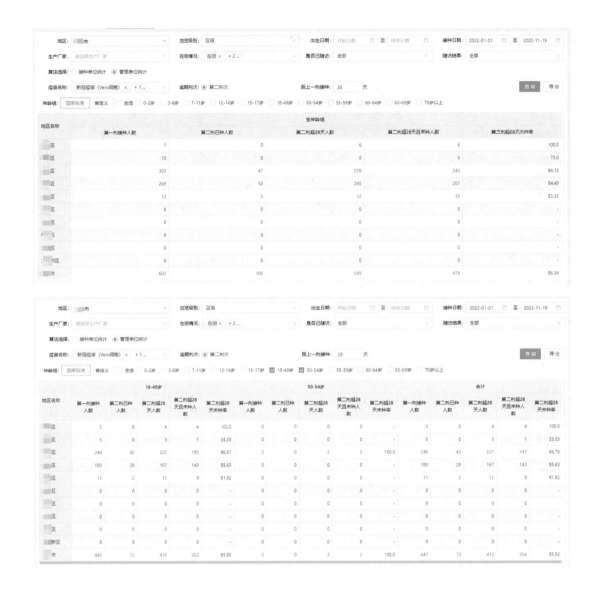

3.4.4.9 疫苗剂次逾期未种统计

功能说明：分地区按疫苗剂次统计逾期接种情况。其中各指标数值可下钻查看明细（脱敏显示），统计结果可导出（脱敏）。

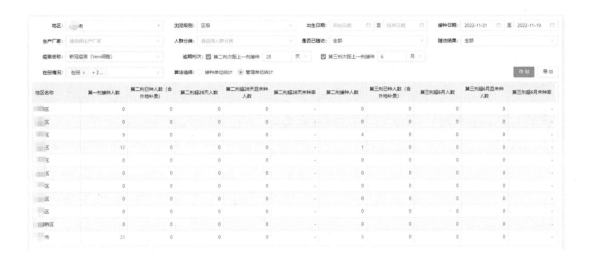

3.4.4.10 剂次年龄组逾期接种

功能说明：分地区按年龄组分组统计各剂次逾期接种情况（按人数），其中各指标数值可下钻查看明细（脱敏显示），统计结果可导出（脱敏）。

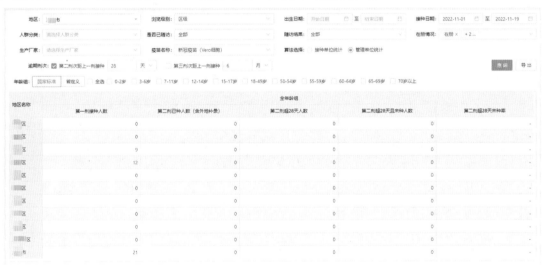

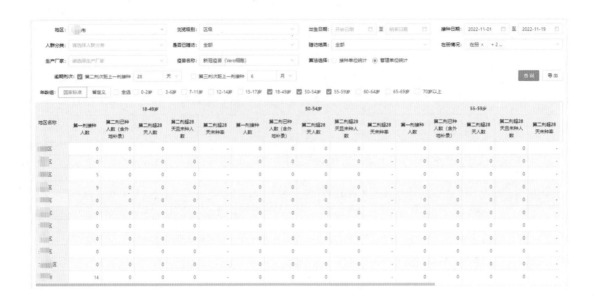

3.4.4.11 时间分布统计

功能说明：分地区按日期分组统计各剂次接种数。其中各指标数值可下钻查看明细（脱敏显示），统计结果可导出（脱敏）。

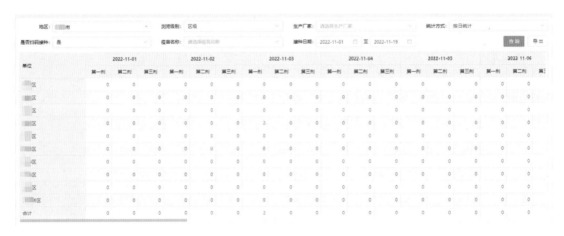

3.4.4.12 厂家批号统计

功能说明：分地区按疫苗厂家分组统计各批号接种数，其中各指标数值可下钻查看明细（脱敏显示），统计结果可导出（脱敏）。

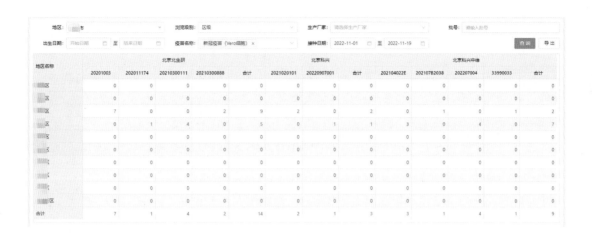

3.4.4.13 接种完成情况表

功能说明：分地区按年龄组分组统计接种完成情况，其中各指标数值可下钻查看明细（脱敏显示），统计结果可导出（脱敏）。

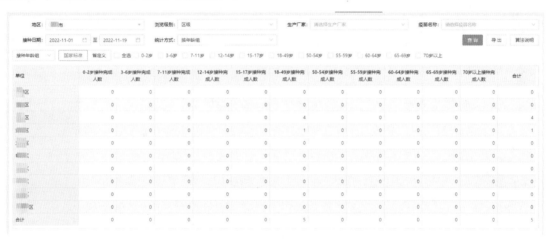

3.4.4.14 年龄组接种情况统计

功能说明：分地区分剂次按年龄组分组统计各剂次当日、累计接种剂次。其中各指标数值可下钻查看明细（脱敏显示），统计结果可导出（脱敏）。

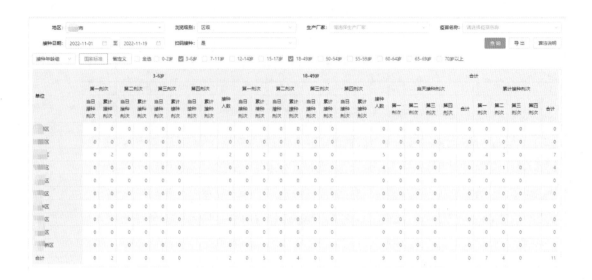

3.4.4.15 港澳台接种统计

功能说明：按地区分港澳台外籍人士按接种剂次汇总统计，其中各指标数值可下钻查看明细（脱敏显示），统计结果可导出（脱敏）。

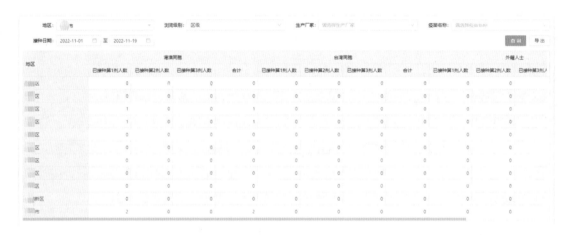

3.4.4.16 逾期随访结果统计

功能说明：逾期随访结果分原因按人数汇总统计，统计结果可导出（脱敏）。

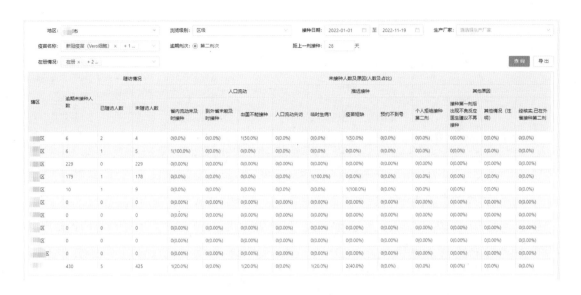

3.4.4.17 分年龄分企业汇总表（报告版）

功能说明：分年龄分地区分企业按免疫程序剂次汇总统计，其中各指标数值可下钻查看明细（脱敏显示），统计结果可导出（脱敏）。

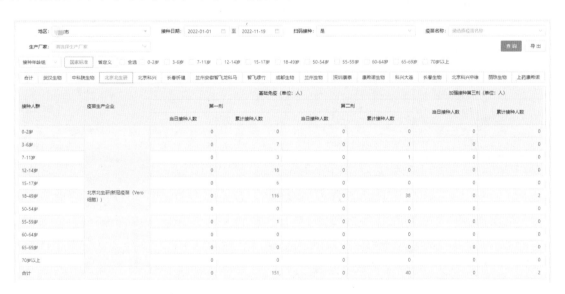

3.4.4.18 分地区分企业汇总表

功能说明：分地区分企业按免疫程序剂次汇总统计，其中各指标数值可下钻查看明细（脱敏显示），统计结果可导出（脱敏）。

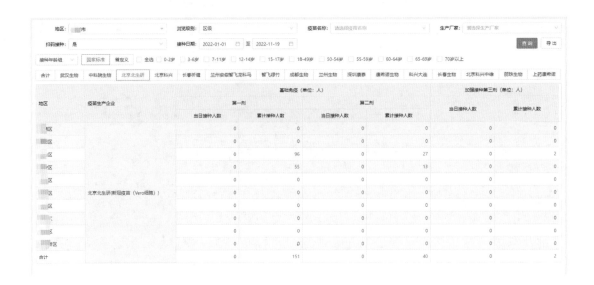

3.4.4.19 接种情况统计

功能说明：分地区分疫苗类型分剂次汇总统计接种人数，其中各指标数值可下钻查看明细（脱敏显示），统计结果可导出（脱敏）。

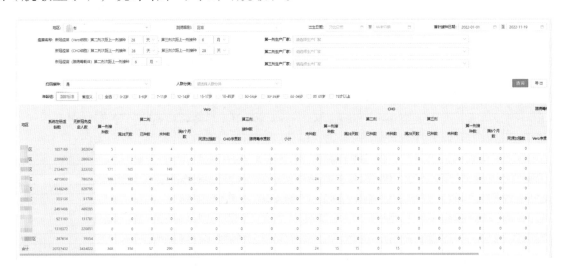

3.4.5 国家交换

3.4.5.1 国家上传错误统计

功能说明：平台接种档案向国家平台上传情况按错误原因分组统计，可下钻查看人员详情，结果可导出 excel。

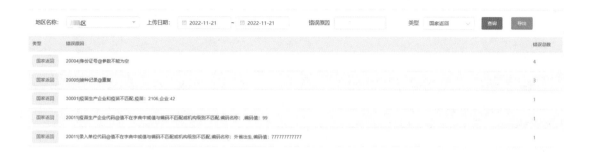

类型	错误原因	错误总数
国家返回	20004|身份证号@参数不能为空	4
国家返回	20005|接种记录@重复	3
国家返回	30001|疫苗生产企业和疫苗不匹配,疫苗: 2106,企业 42	1
国家返回	20011|疫苗生产企业代码@值不在字典中或值与编码不匹配或机构级别不匹配,编码名称: ,编码值: 99	1
国家返回	20011|录入单位代码@值不在字典中或值与编码不匹配或机构级别不匹配,编码名称: 外省出生,编码值: 7777777777	1

3.4.5.2 国家上传情况统计

功能说明：平台接种档案向国家平台上传情况汇总统计，可下钻查看人员详情，结果可导出 excel。

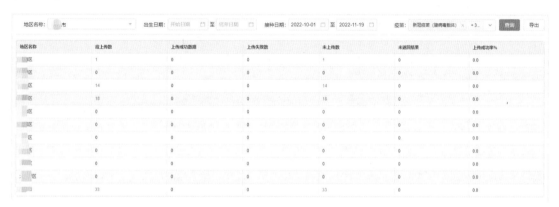

地区名称	应上传数	上传成功数据	上传失败数	未上传数	未返回结果	上传成功率%
区	1	0	0	1	0	0.0
区	0	0	0	0	0	0.0
区	14	0	0	14	0	0.0
区	18	0	0	18	0	0.0
区	0	0	0	0	0	0.0
区	0	0	0	0	0	0.0
区	0	0	0	0	0	0.0
	0	0	0	0	0	0.0
区	0	0	0	0	0	0.0
	33	0	0	33	0	0.0

3.4.5.3 人员上传情况统计

功能说明：平台业务人员上传情况按地区汇总统计，可下钻查看人员详情，结果可导出 excel。

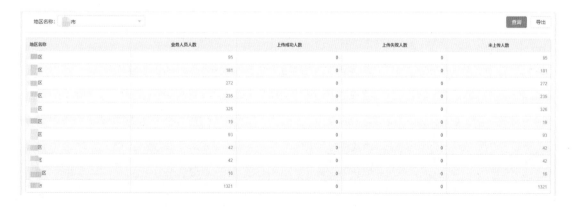

地区名称	业务人员人数	上传成功人数	上传失败人数	未上传人数
区	95	0	0	95
区	181	0	0	181
区	272	0	0	272
区	235	0	0	235
区	326	0	0	326
区	19	0	0	19
区	93	0	0	93
区	42	0	0	42
	42	0	0	42
区	16	0	0	16
	1321	0	0	1321

3.5 疫苗管理

3.5.1 初始化

3.5.1.1 库存设备和物质

➢ **功能说明：**

　库存设备和物资用于添加本单位的冷链设备，其中包括冷库、低温冰箱、普通冰箱、冰

　柜、冷藏车等，冷链设备添加信息需要根据实际的冷链设备档案添加。

➢ **操作路径**

　路径：【疫苗管理】→【冷链日常管理】→【库存设备和物质】→【添加冷链设备】

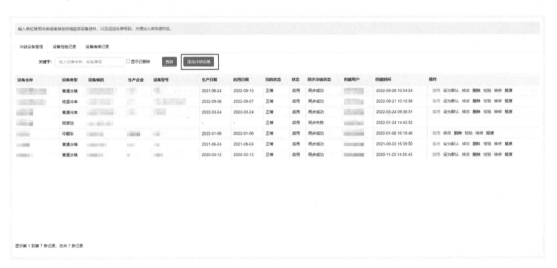

依次输入输入图中必填设备相关信息，设备编码和自定义编码可设置为一致，格式为"单位编码+4位后缀"，每个设备的编码唯一，切勿重复。最后点击【保存】，设备添加完成。

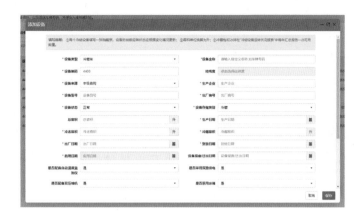

3.5.1.2 疫苗价格管理

➢ **功能说明:**

该功能的作用是用于将全省疫苗品种库中选择出门诊需要用的疫苗,并可以管理不同生产企业的疫苗出入库价格。对于该模块业务操作人员主要以 1 年为周期,进行一次管理疫苗或疫苗价格的变更。

➢ **操作路径**

路径:【疫苗信息管理】→【疫苗价格管理】

入库价格	出库价格	储运费	默认存储冷库	疫苗属性	疫苗名称	生产企业	剂量	抗原含量	人份数	包装工艺	包装比例	最小包装数	单位	状态	操作
		0	请选择	国家免疫规划疫苗	卡介苗	成都生物制品研究所有限责任公司	0.5ml	无	5人份	西林	1:112	1	支	启用	启用 禁用 调价记录
		0	请选择	国家免疫规划疫苗	卡介苗	成都生物制品研究所有限责任公司	2ml	10ug	2人份	安瓶	1:112	2	支	启用	启用 禁用 调价记录
		0	请选择	国家免疫规划疫苗	卡介苗	艾美汉信疫苗(大连)有限公司	0.5ml	10ug	3人份	西林+预充	1:40:400	4	支	启用	启用 禁用 调价记录
		0	请选择	国家免疫规划疫苗	皮内注射卡介苗	艾美汉信疫苗(大连)有限公司	0.5ml	3	1人份	西林	1:112	1	支	启用	启用 禁用 调价记录
		0	请选择	国家免疫规划疫苗	卡介苗	成都生物制品研究所有限责任公司	0.5ml	5ug	2人份	安瓶	1:112	2	支	启用	启用 禁用 调价记录
		0	请选择	国家免疫规划疫苗	卡介苗	上海生物制品研究所有限责任公司	0.5ml	10ug	1人份	西林	1:112	2	支	启用	启用 禁用 调价记录
		0	请选择	国家免疫规划疫苗	3333	(德国)威龙-贝MK公司	11	3	12人份	安瓶	1:19:190	90	支	启用	启用 禁用 调价记录
		0	请选择	国家免疫规划疫苗	kgm	(德国)威龙-贝MK公司	11	3	12人份	安瓶	1:10	90	支	启用	启用 禁用 调价记录
		0	请选择	国家免疫规划疫苗	卡介苗	艾美汉信疫苗(大连)有限公司	0.5ml	5ug	1人份	西林	1:112	1	支	启用	启用 禁用 调价记录
		0	请选择	国家免疫规划疫苗	卡介苗	艾美汉信疫苗(大连)有限公司	≥30DU ≥32DU ≥45DU	200IU	2人份	安瓶	1:150	2	支	启用	启用 禁用 调价记录

显示第 1 到第 10 条记录,总共 513 条记录

1 2 3 4 5 … 52

3.5.1.3 初始化库存

➢ **功能说明：**

在使用系统之前，把本单位当前疫苗库存数量录入系统，进行初始化操作，保证系统后续操作正常进行，初始化库存次数取决于具体冷链存储设备数量

➢ **操作路径 ：**

路径：【盘点】→【初始化库存】

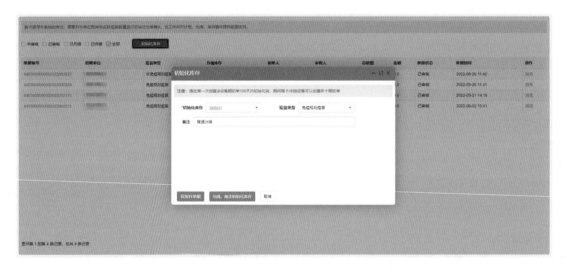

3.5.1.4 疫苗销售价格配置

➢ **功能说明：**

在使用系统之前，把本单位（门诊）当前疫苗库存的销售价格录入，登记处方时会带该价格

➢ **操作路径 ：**

路径：【疫苗信息管理】→【疫苗销售价格配置】

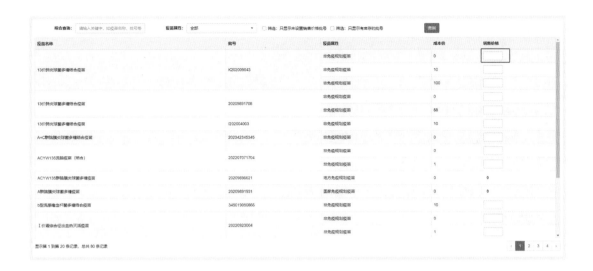

批号信息管理

> ### 功能说明：

在对相应疫苗的指定品规添加批号信息，保证疫苗信息的完整性

> ### 操作路径 ：

路径：【疫苗信息管理】→【批号信息管理】

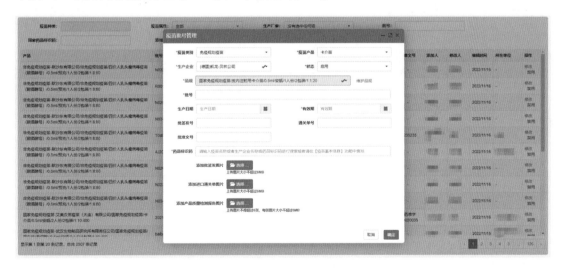

3.5.2 采购计划

3.5.2.1 本单位计划上报

> **功能说明：**

按月/季/年将本单位疫苗计划上报给上级，上级根据计划进行下发

> **操作路径 ：**

路径：【采购计划】→【本单位计划上报】

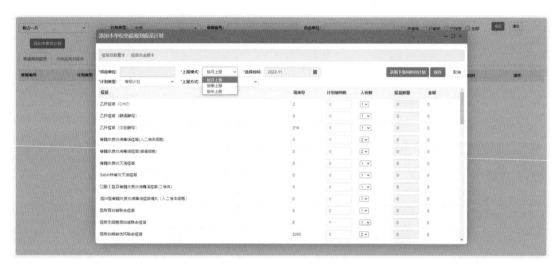

3.5.2.2 免疫/非免疫规划疫苗计划汇总

> **功能说明：**

汇总下级单位上报的计划

> **操作路径 ：**

路径：【采购计划】→【免疫/非免疫规划疫苗汇总】

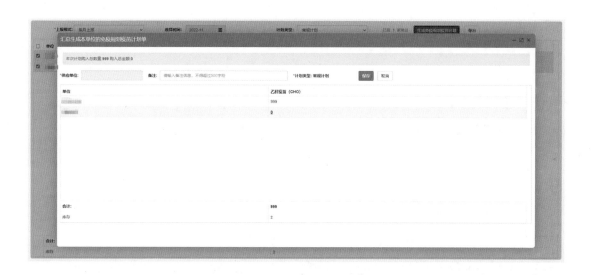

3.5.2.3 本单位已汇总计划

➤ **功能说明：**

查看本单位已汇总计划情况

➤ **操作路径：**

路径：【采购计划】→【本单位已汇总计划】

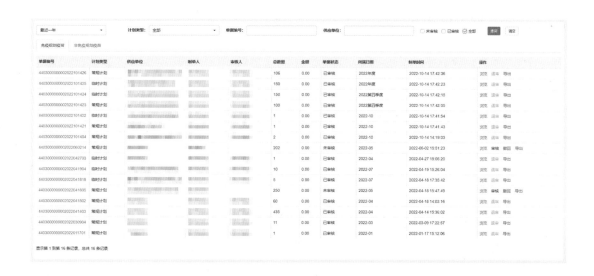

3.5.2.4 年度计划

➤ **功能说明：**

上报年度计划给国家

➤ **操作路径 ：**

路径：【采购计划】→【年度计划】

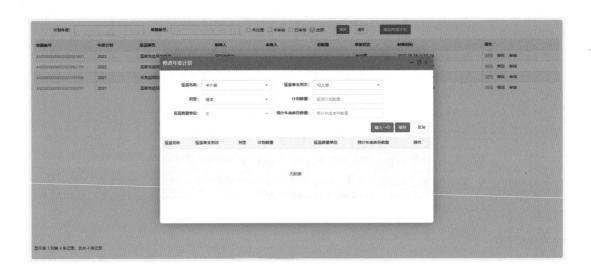

3.5.2.5 采购合同、采购合同履约记录

➤ **功能说明：**

将单位在厂家采购疫苗时签订线下合同同步至系统中与入库单相绑定，并可以随时了解采购合同中疫苗的

➤ **操作路径 ：**

路径：【采购计划】→【采购合同/采购合同履约记录】

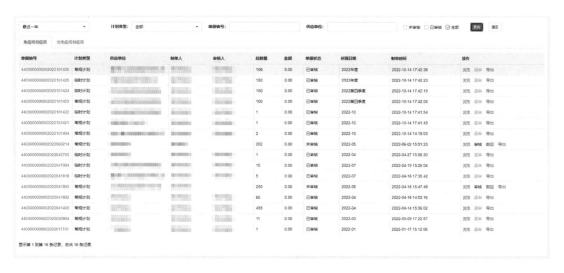

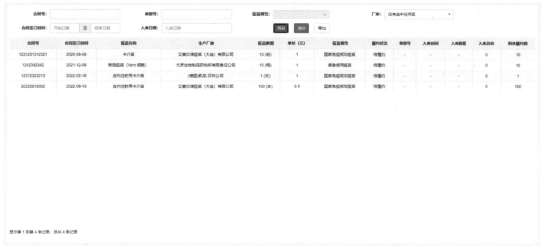

3.5.3 入库管理

3.5.3.1 采购入库

➤ **功能说明：**

　对从厂家采购的入库管理处理，入库单据会上传给国家

➤ **操作路径 ：**

　路径：【入库管理】→【采购入库】

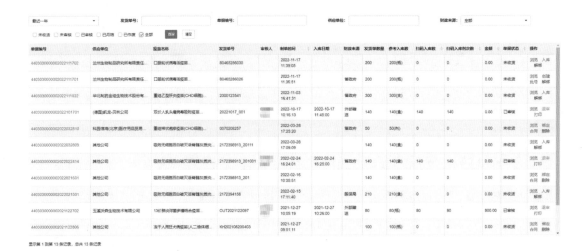

> **操作说明 ：**

① 先绑定疫苗属性、合同、财政来源

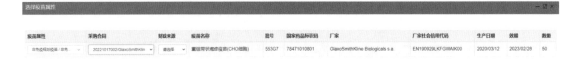

② 绑定完成后，扫码入库

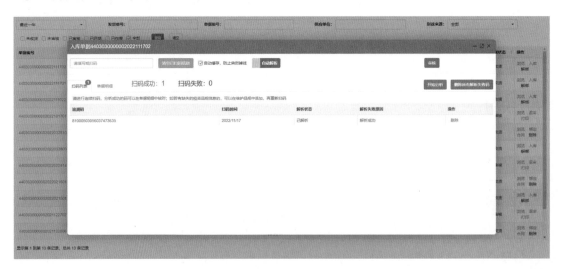

③ 审核单据完成入库

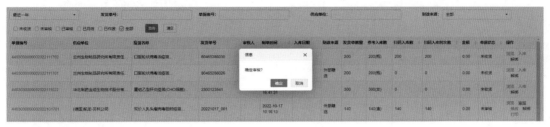

3.5.3.2 到货入库

➤ **功能说明：**

对上级发货入库管理处理

➤ **操作路径：**

路径：【入库管理】→【到货入库】

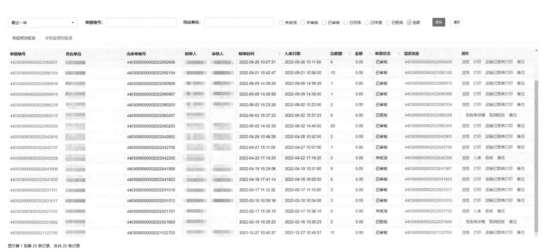

➤ **操作说明：**

① 入库方式同上述扫码入库审核即可

② 若收到疫苗有误或数量有误，可以拒收处理

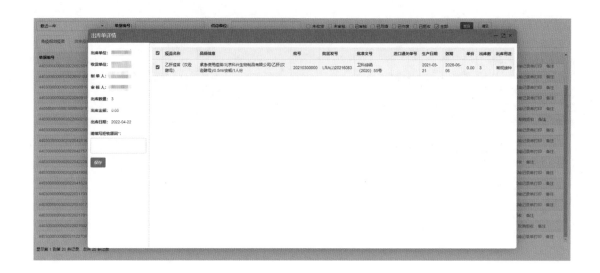

3.5.3.3 其他入库

➤ **功能说明：**

报废入库：对下级的报废出库单对应生成，对下级报废过来的疫苗入库处理

拒收入库：由下级拒收的到货入库单对应生成，对下级拒收的疫苗入库处理

制品入库：由上级制品出库单对应生成，对下发的制品入库处理

单据入库：对从未使用本系统的单位所获取的疫苗进行入库处理

➤ **操作路径：**

路径：【入库管理】→【报废入库】

路径：【入库管理】→【拒收入库】

路径：【入库管理】→【制品入库】

路径：【入库管理】→【单据入库】

➤ **操作说明：**

同上述到货入库扫码入库审核即可

3.5.4 出库管理

3.5.4.1 库存出库

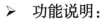

➢ **功能说明：**

给下级单位发货时使用

➢ **操作路径 ：**

路径：【出库管理】→【库存出库】

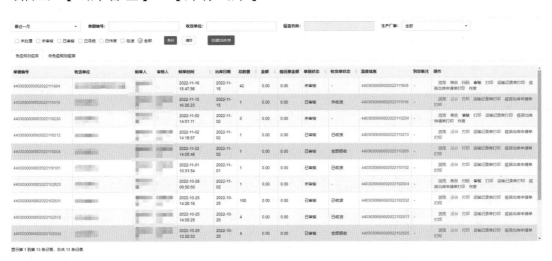

➢ **操作说明 ：**

① 创建出库单

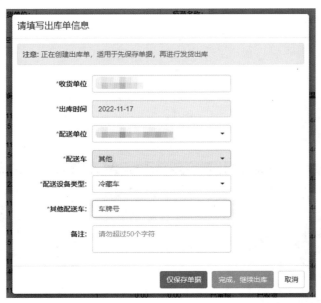

② 选择需要出库的疫苗

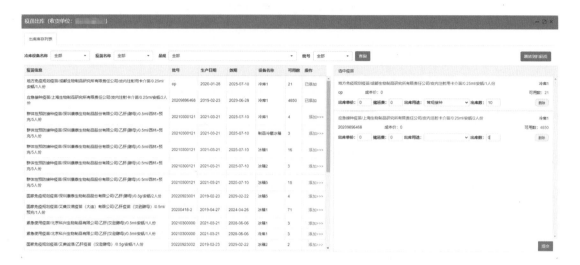

③ 扫码需要出库的疫苗

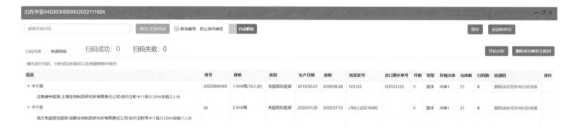

④ 审核单据完成出库

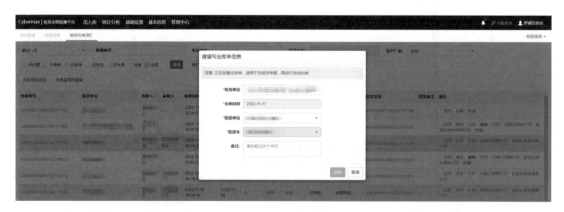

3.5.4.2 报废/损坏出库

➤ **功能说明：**

将过期、失效的疫苗报废出库销毁机构；将损坏的疫苗自行出库即可无需发货

➤ **操作路径 ：**

路径：【出库管理】→【报废出库】

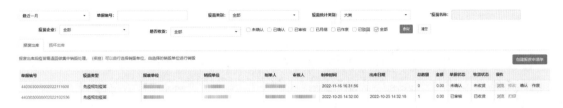

➤ **操作说明 ：**

① 根据上述描述选择创建报废出库单还是损坏出库单

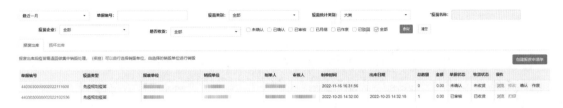

a. 若是报废出库，选择销毁机构，然后扫码需要报废的疫苗，上传疫苗照
   片后，将报废疫苗发货给对应销毁机构

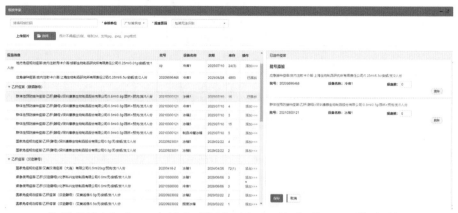

b. 若是损坏出库，直接扫描需要损坏的疫苗，上传疫苗照片即可，

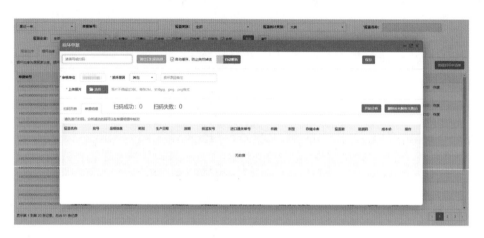

② 审核单据完成出库

3.5.4.3 销毁出库

➤ **功能说明：**

将报废疫苗集中销毁出库

➤ **操作路径 ：**

路径：【出库管理】→【销毁出库】

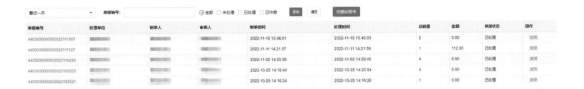

> **操作说明：**

① 创建销毁出库单，选择销毁方式，选择需要销毁的疫苗

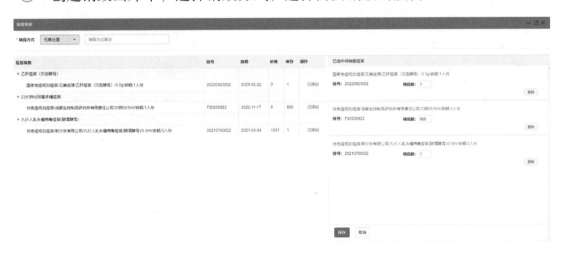

② 确定处理销毁疫苗，完成销毁出库

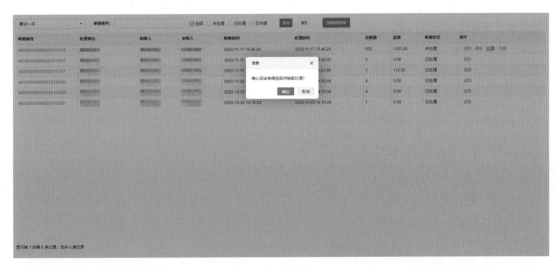

3.5.4.4 库存出库

➢ **功能说明：**

门诊对当日接种的消耗的疫苗统一汇总出库处理

➢ **操作路径 ：**

路径：【出库管理】→【库存出库】

➢ **操作说明 ：**

① 汇总出库模式

a. 创建接种出库单

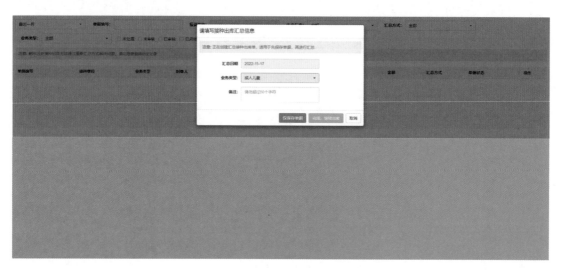

b. 自动带入接种数库和扣减库存数，人工确认是否准确，可修改或重新汇总

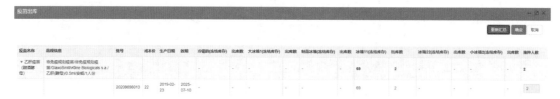

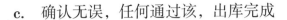

c. 确认无误，任何通过该，出库完成

② 实时扣减模式

自动生成接种出库单，每次接种后自动扣减库存，无需再手动创建接种出库单

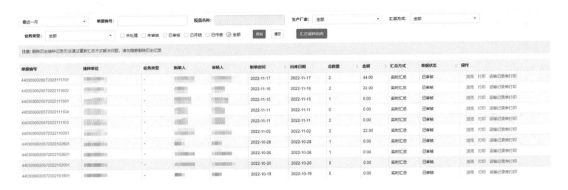

3.5.4.5 其他出库

➢ **功能说明：**

制品出库：将制品出库给下级

退货出库：将原单位下发的疫苗退还给对应单位

调拨出库：同级之间的疫苗调拨发货

制品使用：门诊级别对制品的使用出库

➢ **操作路径：**

路径：【出库管理】→【制品出库】

路径：【出库管理】→【退货出库】

路径：【出库管理】→【调拨出库】

路径：【出库管理】→【制品使用】

➢ **操作说明：**

同上述库存库存扫码出库审核即可

3.5.5 单据审核

3.5.5.1 下级单位入库审核

➤ **功能说明：**

审核下级的到货入库单，有开关配置，如开关开启由上级单位审核，开关关闭由本单位自行审核

➤ **操作路径 ：**

路径：【单据审核】→【下级单位入库审核】

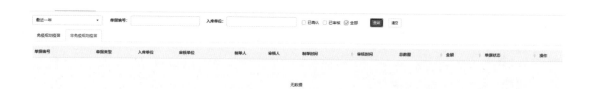

3.5.5.2 下级单位报废审核

➤ **功能说明：**

审核下级的报废出库单，有开关配置，如开关开启由上级单位审核，开关关闭由本单位自行审核

➤ **操作路径 ：**

路径：【单据审核】→【下级单位报废审核】

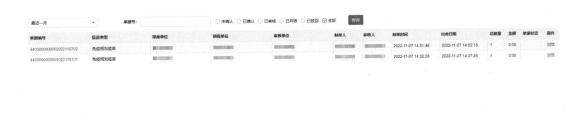

显示第 1 到第 2 条记录，总共 2 条记录

3.5.5.3 下级单位损坏审核

➤ **功能说明：**

审核下级的损坏出库单，有开关配置，如开关开启由上级单位审核，开关关闭由本单位自行审核

➤ **操作路径：**

路径：【单据审核】→【下级单位损坏审核】

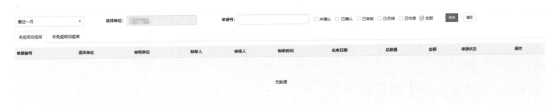

3.5.5.4 下级单位调拨出库审核

➤ **功能说明：**

审核下级的调拨出库单，有开关配置，如开关开启由上级单位审核，开关关闭由本

单位自行审核

➤ **操作路径 :**

路径:【单据审核】→【下级单位调拨出库审核】

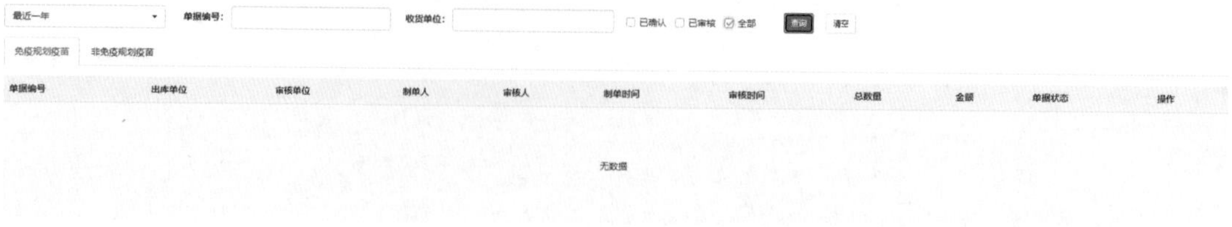

3.5.6 盘点

3.5.6.1 库存盘点

➤ **功能说明:**

对当前单位库存进行盘增、盘减或者整理重新盘点

➤ **操作路径 :**

路径:【盘点】→【库存盘点】

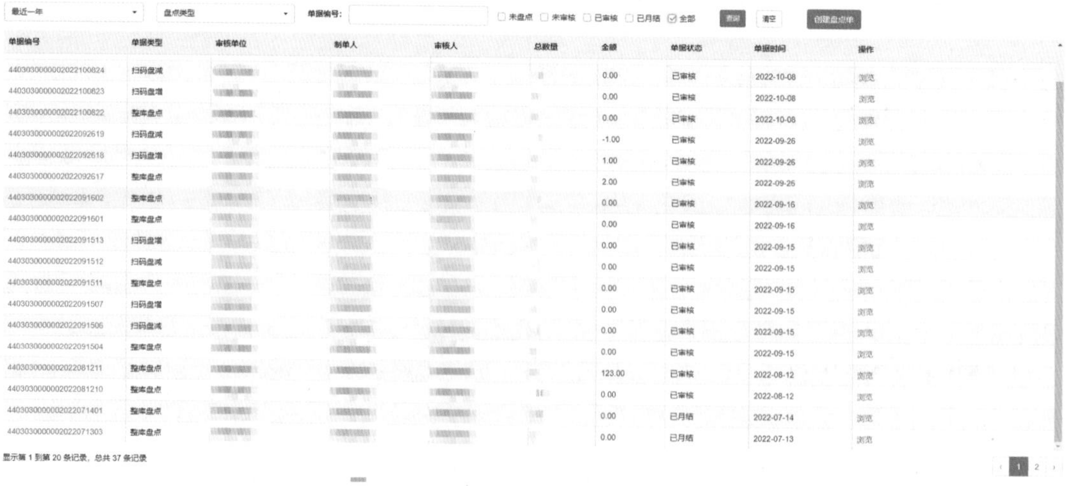

> **操作说明：**

① 盘增

a. 创建盘增单

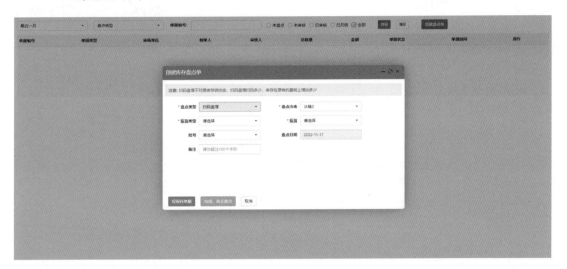

b. 扫描需要盘增的疫苗

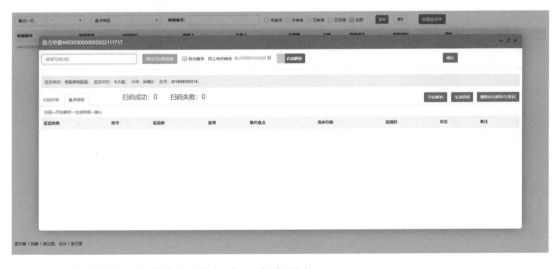

c. 确认单据后疫苗盘增完成，库存增加

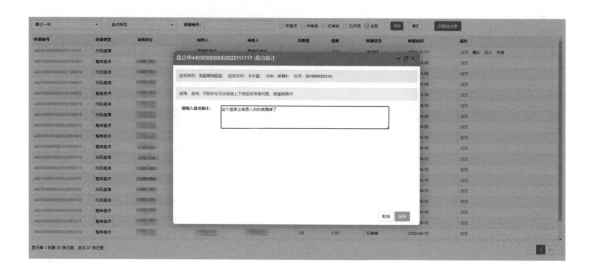

② 盘减

a. 创建盘减单

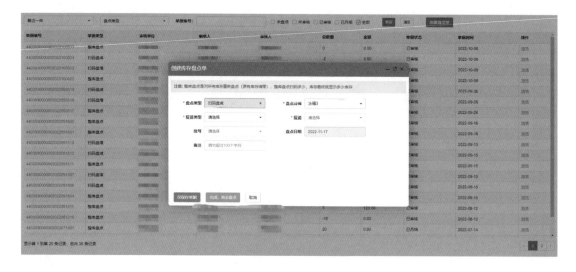

b. 扫描需要盘减的疫苗

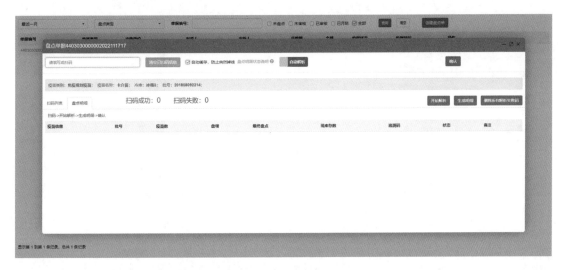

c. 确认单据后疫苗盘增完成，库存增加

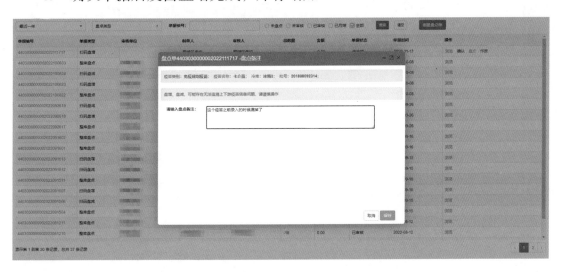

3.5.6.2 整库盘点

a. 创建整库盘点单

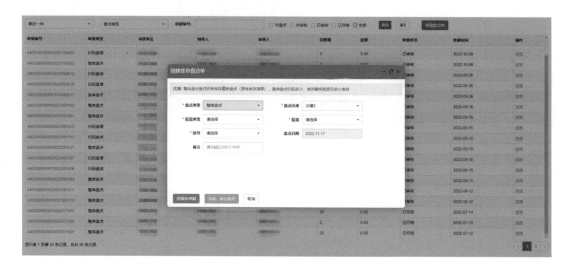

b. 创建完成后冷库现有疫苗信息将全部清空，然后扫入需要放入冷库的疫苗

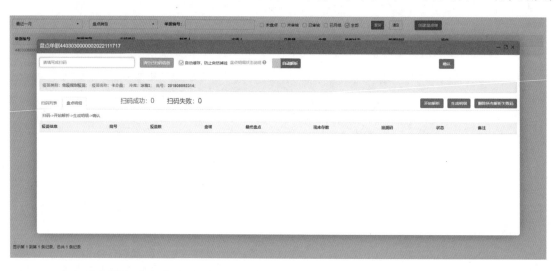

c. 确认单据后疫苗盘点完成，库存更新

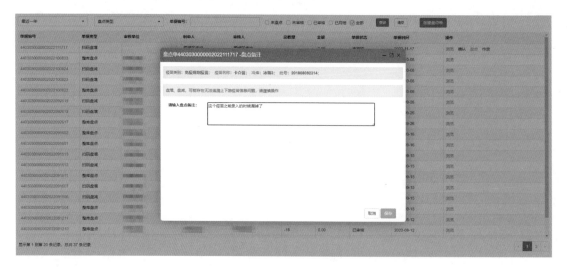

3.5.6.3 库存转移

➤ **功能说明：**

冰箱之间的库存相互转移的功能，分为部分转移（只转移一小部分疫苗）和整苗转移（把同类的疫苗整体转移）

➤ **操作路径：**

路径：【盘点】→【库存转移】

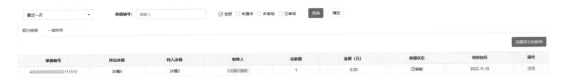

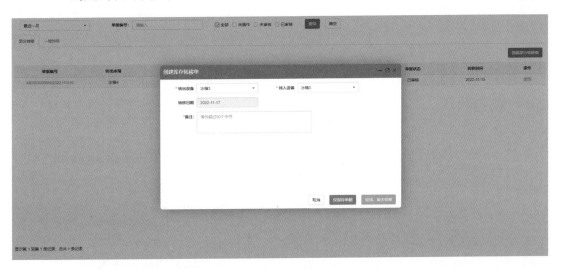

➤ **操作说明：**

① 部分转移

a. 创建部分转移单

b. 扫描需要转移的疫苗

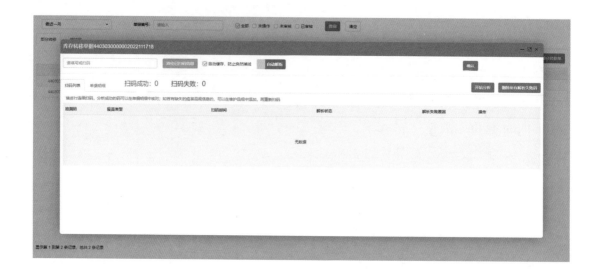

c. 审核单据信息后，转移成功

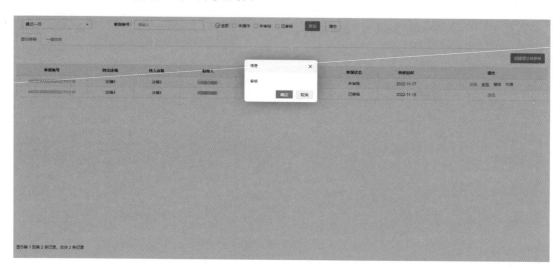

3.5.6.4 一键转移

a. 创建一键转移单，选择需要转移的疫苗单击确定保存单据

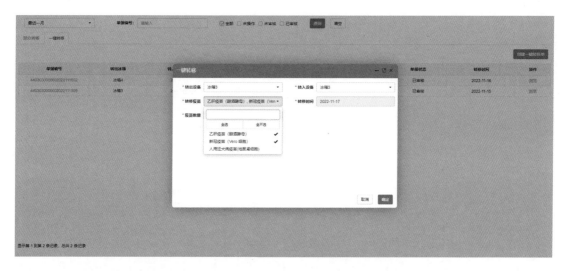

b. 审核单据信息后,转移成功

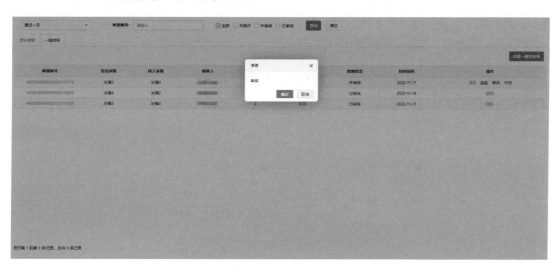

3.5.6.5 月度盘点

➢ **功能说明:**

针对国家规范提出的要求单位每个月对库存进行一次整体盘点

➢ **操作路径:**

路径:【盘点】→【月度盘点】

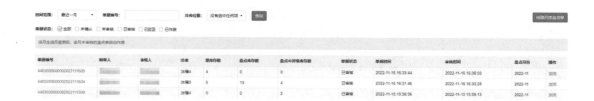

➤ 操作说明：

① 创建月度盘点单

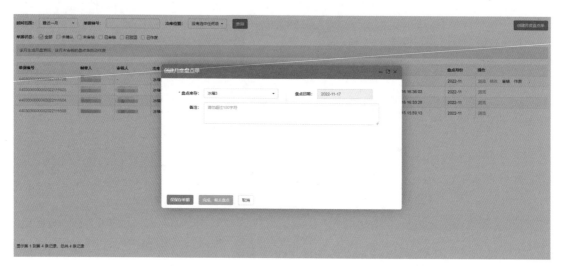

② 扫码需要装入该冷库的所有疫苗，右边显示为该冷库原始库存情况，左边显示为当前扫入情况

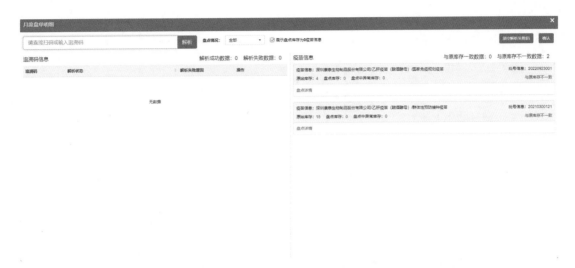

③ 扫再次确认月盘数据是否有误，如确认无误，但是审核通过，月盘完成

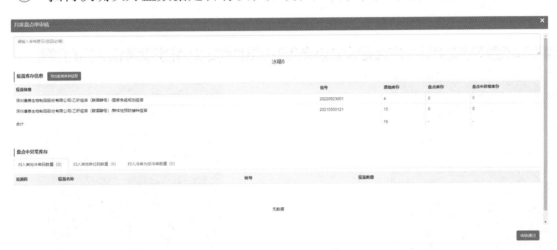

3.5.7 财务管理

3.5.7.1 本单位月结

➤ **功能说明：**

  对单位本月的的疫苗的出入库的数量的财务进行月结

➤ **操作路径 ：**

  路径：【财务管理】→【本单位月结】

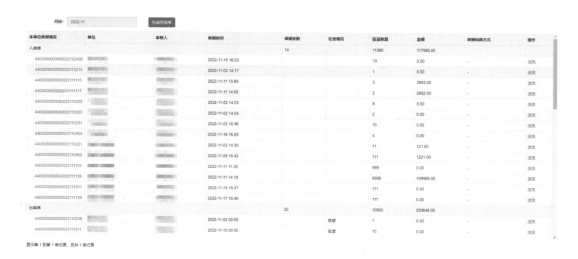

> **操作说明 ：**

① 生成月结单，包括单据数量

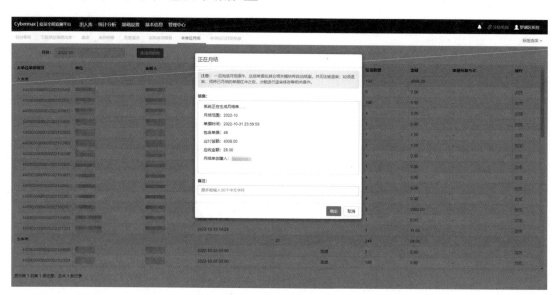

② 然后在本单位已月结单据可以查看各个月的月结情况，点击浏览可查看当月所有单据，如对当月月结有异议，可红冲处理之后重新汇总月结单

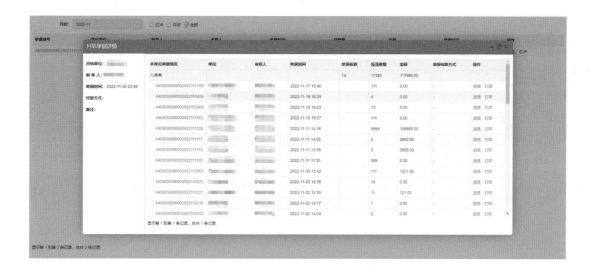

3.5.7.2 付款管理

➢ **功能说明：**

　　对本单位入库疫苗的对应订单进行付款操作

➢ **操作路径 ：**

　　路径：【财务管理】→【付款管理】

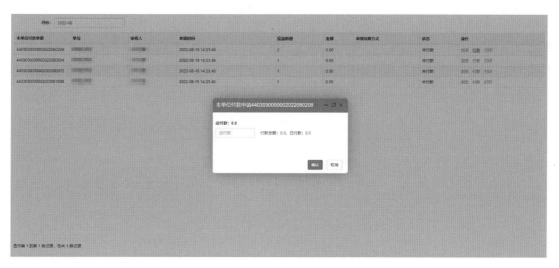

3.5.7.3 收款管理

➢ **功能说明：**

　　对本单位出库疫苗的对应订单进行收款操作，对于未付款的单位可以催款通知对方

➢ **操作路径 ：**

路径：【财务管理】→【收款管理】

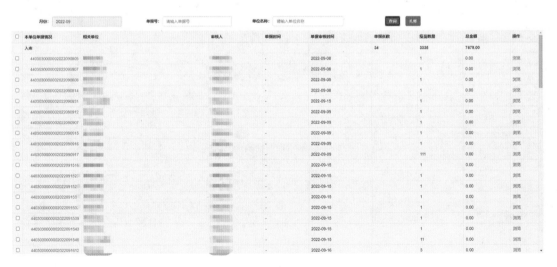

3.5.7.4 财务封单

➢ **功能说明：**

对本单位某月的财务单据进行扎帐，生成财务封单

➢ **操作路径 ：**

路径：【财务管理】→【财务封单】

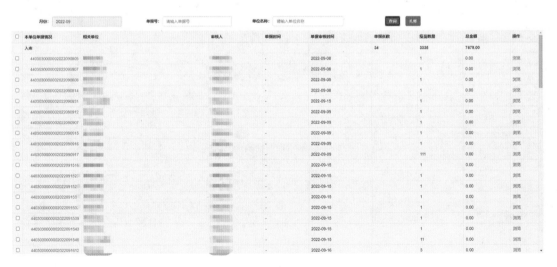

➢ **操作说明 ：**

① 生成某月财务封单

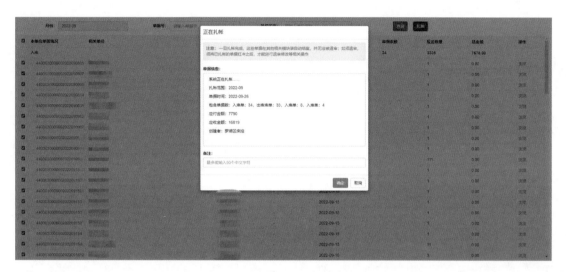

② 然后在财务票据管理中可以看到每个月的财务扎帐情况，如对财务封单有异议，可以解封后重新扎帐处理，若没有异议，确认后扎帐信息不可修改

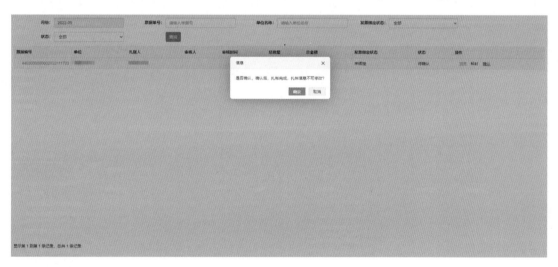

③ 确认后可对财物票据进行发票绑定

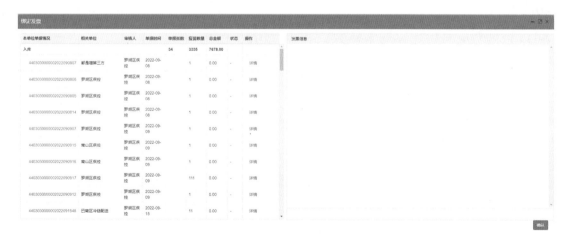

3.5.7.5 本月出库汇总

➢ **功能说明：**

可以查询对应月份出库的整体数量和金额情况

➢ **操作路径 ：**

路径：【财务管理】→【本月出库汇总】

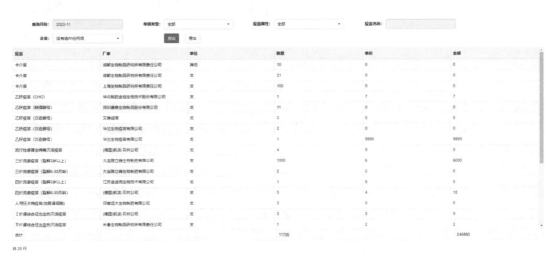

3.5.7.6 每月库存

➢ **功能说明：**

可以查询对应月份库存的整体数量和金额情况

➢ **操作路径 ：**

路径：【财务管理】→【每月库存】

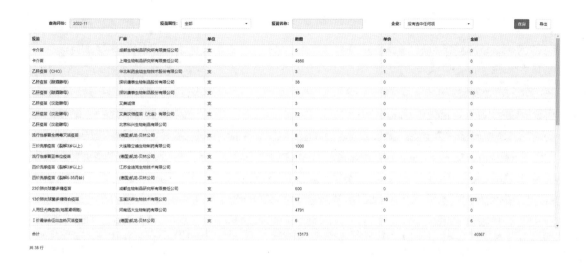

疫苗	厂家	单位	数量	单价	金额
卡介苗	成都生物制品研究所有限责任公司	支	5	0	0
卡介苗	上海生物制品研究所有限责任公司	支	4850	0	0
乙肝疫苗（CHO）	华北制药金坦生物技术股份有限公司	支	3	1	3
乙肝疫苗（酿酒酵母）	深圳康泰生物制品股份有限公司	支	38	0	0
乙肝疫苗（酿酒酵母）	深圳康泰生物制品股份有限公司	支	15	2	30
乙肝疫苗（汉逊酵母）	艾美诚信	支	3	0	0
乙肝疫苗（汉逊酵母）	艾美汉信疫苗（大连）有限公司	支	72	0	0
乙肝疫苗（汉逊酵母）	北京科兴生物制品有限公司	支	6	0	0
流行性感冒全病毒灭活疫苗	(德国)诺龙-贝林公司	支	8	0	0
三价流感疫苗（裂解3岁以上）	大连雅立峰生物制药有限公司	支	1000	0	0
流行性感冒亚单位疫苗	(德国)诺龙-贝林公司	支	1	0	0
四价流感疫苗（裂解3岁以上）	江苏金迪克生物技术有限公司	支	1	0	0
四价流感疫苗（裂解6-35月龄）	(德国)诺龙-贝林公司	支	3	0	0
23价肺炎球菌多糖疫苗	成都生物制品研究所有限责任公司	支	600	0	0
13价肺炎球菌多糖结合疫苗	玉溪沃森生物技术有限公司	支	67	10	670
人用狂犬病疫苗(地鼠肾细胞)	河南远大生物制药有限公司	支	4791	0	0
Ⅰ价霉综合征出血热灭活疫苗	(德国)诺龙-贝林公司	支	6	1	6
合计			13173		40367

共 38 行

3.5.7.7 付款资料和方式

➤ **功能说明：**

配置本单位付款账户和方式

➤ **操作路径 ：**

路径：【财务管理】→【付款资料和方式】

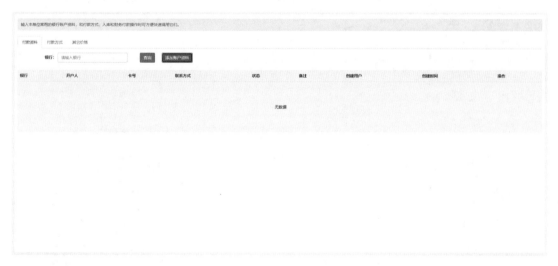

➤ **操作说明 ：**

① 配置付款账户

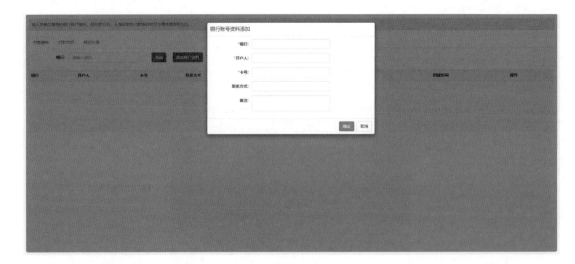

② 配置付款账户

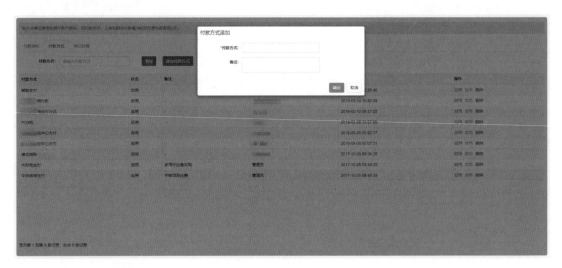

③ 配置价格体系

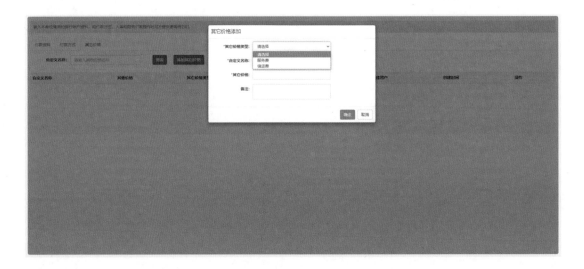

3.5.8 库存统计报表

3.5.8.1 实时库存查看

➤ **功能说明：**

库存统计主要用于查询本单位疫苗实际库存，根据不同用户的习惯，系统包含多种统计方式，可以按库存统计、按疫苗类型统计、按厂家统计以及库存现状图表统计等，且查询出的疫苗信息可导出 excel 表单进行查看、打印；库存统计一般用于在盘点库存之前或者核对库存疫苗数量时查询使用

➤ **操作路径：**

路径：【库存统计报表】→【实时库存查看】

① 点击浏览可以查看对应疫苗的追溯码情况

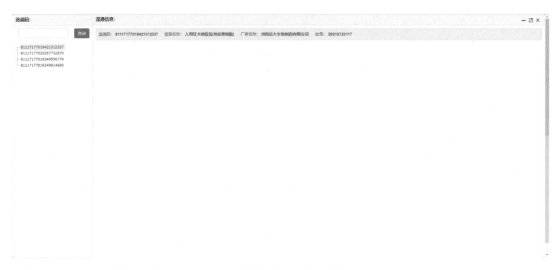

② 点击库存数量可以查看对应疫苗的变动情况

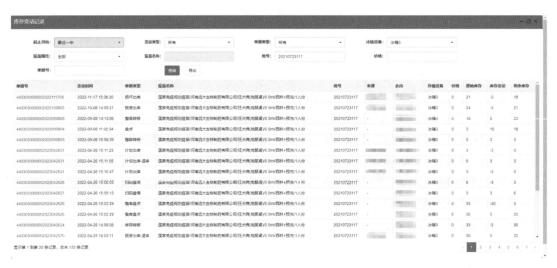

3.5.8.2 库存现状图标

> ## 功能说明：

库存统计还可以以图表的形式直观展现

> ## 操作路径：

路径：【库存统计报表】→【库存现状图标】

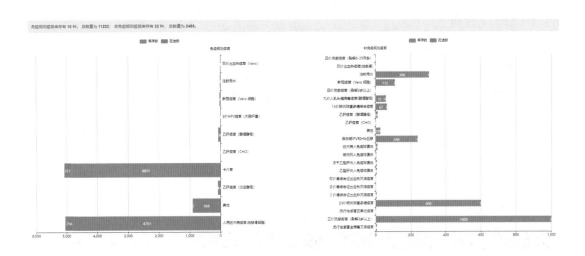

3.5.8.3 异常库存

> **功能说明：**

统计本单位的异常库存，包括过期库存、禁用库存、近效期库存、被冻结库存，点击释放可以释放冻结库存

> **操作路径：**

路径：【库存统计报表】→【库存现状图表】

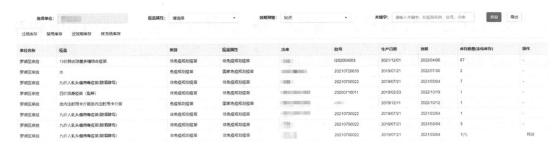

3.5.8.4 下级库存查看

➢ **功能说明：**

从厂家和疫苗维度全方位统计下级单位的库存情况，方便及时了解区域内相关疫苗的消耗情况

➢ **操作路径 ：**

路径：【库存统计报表】→【下级库存查看】

① 按厂家

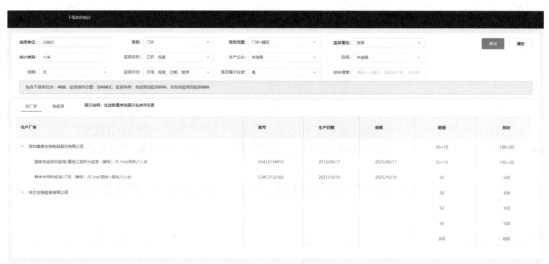

② 按疫苗

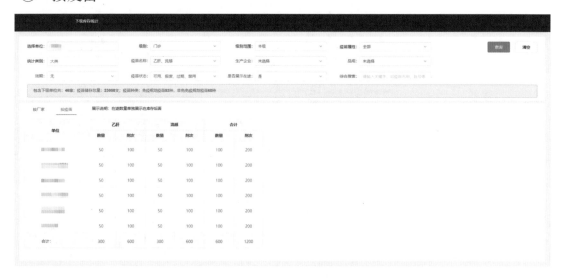

3.5.8.5 库存查询

➢ **功能说明：**

统计下级单位当前库存和当前在途疫苗数量

➢ **操作路径 ：**

路径：【库存统计报表】→【库存查询】

区域名称	单位编码	单位名称	库存（支）	在途库存（支）	库存（剂次）	在途库存（剂次）
			2	0	2	0
			4195	2	4426	4
			8	0	14	0
			100000	0	500000	0
			6	0	18	0

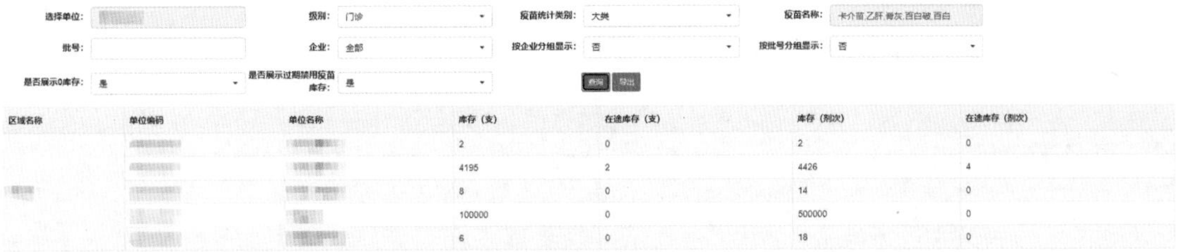

3.5.8.6 单位历史库存查询

➢ **功能说明：**

统计某单位某时间对应冰箱的历史库存情况

➢ **操作路径 ：**

路径：【库存统计报表】→【单位历史库存查询】

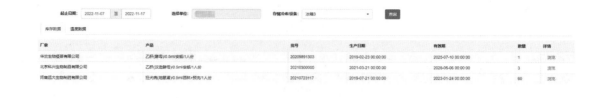

显示第 1 到第 3 条记录，总共 3 条记录

3.5.9 出入库报表

3.5.9.1 疫苗损坏查询

➤ **功能说明：**

　　查询对应单位的疫苗损坏情况，并可以导出详细明细

➤ **操作路径：**

　　路径：【库存统计报表】→【疫苗损坏查询】

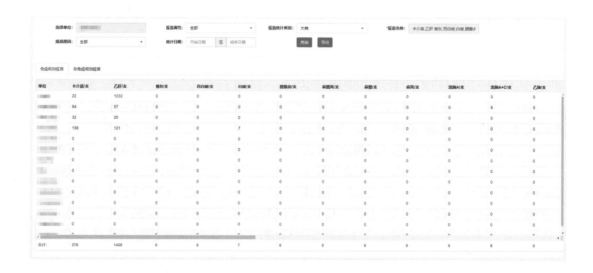

3.5.9.2 月度盘点表

➢ **功能说明：**

查询下级单位各个冷库的疫苗月度盘点情况，统计当月系统初始库存，盘点后真实库存，从而了解各单位疫苗的实物差情况

➢ **操作路径：**

路径：【库存统计报表】→【月度盘点表】

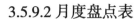

3.5.9.3 出入库账簿

➢ **功能说明：**

当需要核对某一时间段内不同批号疫苗出入库记录数量时，选择出入库账簿可汇总这段时间内不同日期的疫苗入库总数和出库总数；按照出入库日期、生产厂家、疫苗、批号进行分类统计

➢ **操作路径：**

路径：【库存统计报表】→【出入库账簿】

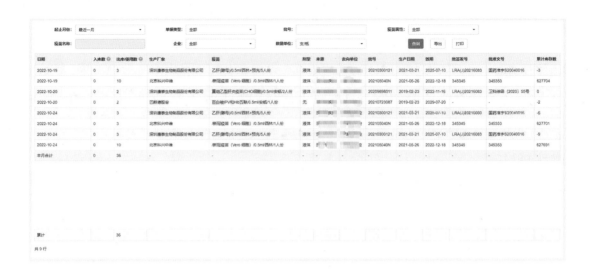

3.5.9.4 明细账查询

➤ **功能说明:**

在日常的出入库操作中,每一次库存变动都会生产一条变动记录,通过选择不同时间段,可查看该时间段内疫苗库存的变动记录。具体包括入库、出库、盘点、报废、退货等记录

➤ **操作路径:**

路径:【库存统计报表】→【明细账查询】

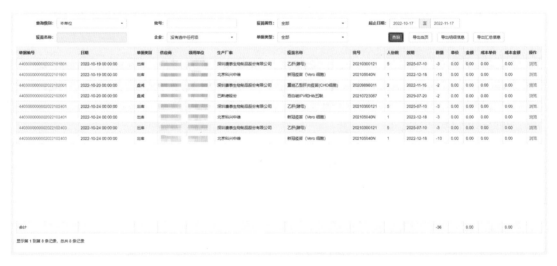

3.5.9.5 单据扫码率

➤ **功能说明：**

该表可选择单据类型，统计本单位及下级单位某个时间段内，创建的单据数、扫码单据数、批号单据数和单据扫码率

➤ **操作路径 ：**

路径：【库存统计报表】→【单据扫码率】

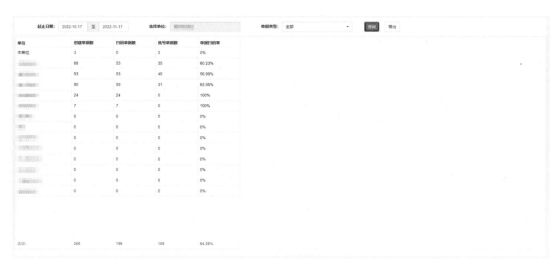

3.5.9.6 疫苗使用情况报表

➤ **功能说明：**

该表可根据疫苗名称、疫苗属性等查询本单位或下级单位某个时间段内疫苗的使用信息，包括疫苗计划数、入库数、使用数、报废数和库存数

➤ **操作路径 ：**

路径：【库存统计报表】→【疫苗使用情况报表】

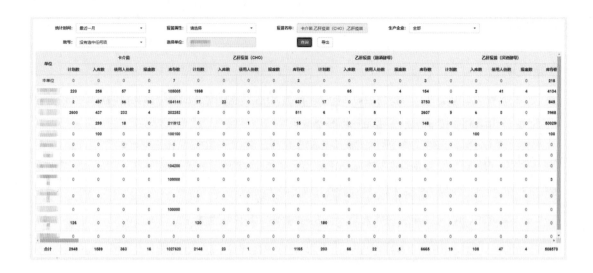

3.5.9.7 损耗统计

➢ **功能说明：**

查询一段时间范围内，接种门诊的疫苗损耗情况，不同人份数的疫苗损耗计算方式
不同

➢ **操作路径 ：**

路径：【库存统计报表】→【损耗统计】

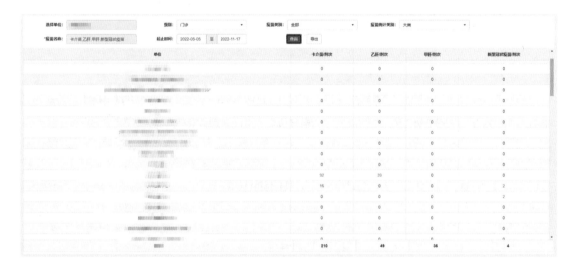

3.5.9.8 新冠疫苗病毒统计表

➤ **功能说明：**

该表可根据疫苗名称和企业等，查询本单位或下级单位新冠疫苗的入库数、下发数、在途数、使用数、库存数、厂家名称等，还可选择查询数据是否按企业分组，并可导出当前数据、导出省市区疾控数据、导出门诊数据

➤ **操作路径：**

路径：【库存统计报表】→【新冠疫苗病毒统计表】

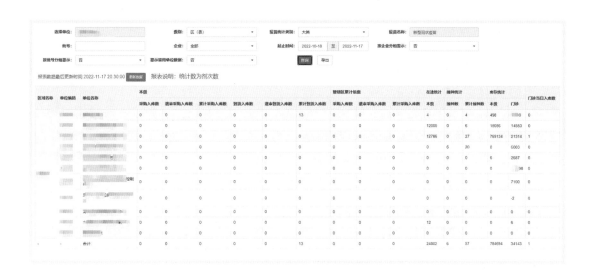

3.5.9.9 门诊汇总出库情况统计表

➤ **功能说明：**

该表统计门诊某一时间段对应疫苗的汇总出库总单据数、总出库数、实际接种数、累计接种天数

➤ **操作路径：**

路径：【库存统计报表】→【门诊汇总出库情况统计表】

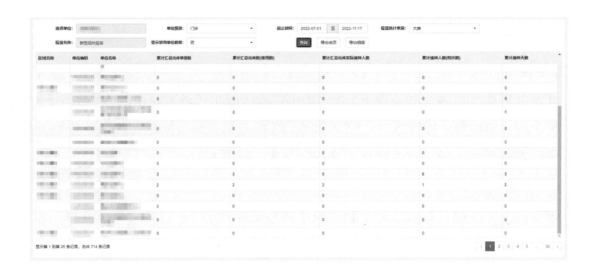

3.5.9.10 新冠库存查询

➤ **功能说明：**

查询各级别新冠的库存数和在途数

➤ **操作路径：**

路径：【库存统计报表】→【新冠库存查询】

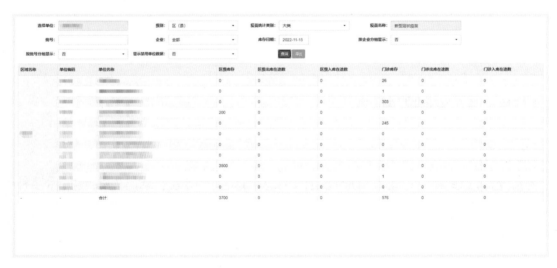

3.5.10 召回操作

3.5.10.1 召回发布

➢ **功能说明：**

对已经下发的问题疫苗进行统一紧急召回/停用处理，并可以查看已下发的这批苗的流向情况

➢ **操作路径：**

路径：【召回操作】→【召回发布】

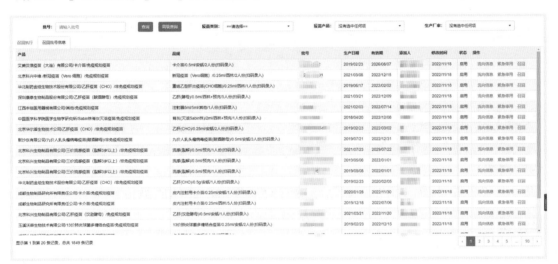

3.5.10.2 召回入库

➢ **功能说明：**

对召回的已经生成入库单，统一入库处理

➢ **操作路径：**

路径：【召回操作】→【召回入库】

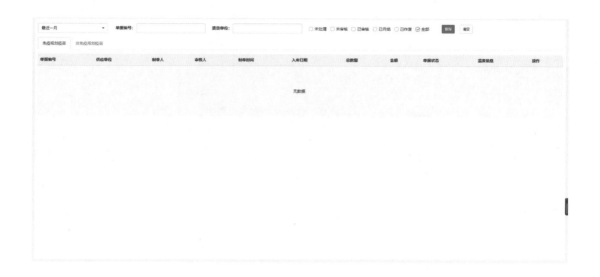

3.5.10.3 召回出库

➢ **功能说明：**

响应上级发起的召回通知，对需要被召回的疫苗出库给原单位

➢ **操作路径 ：**

路径：【召回操作】→【召回出库】

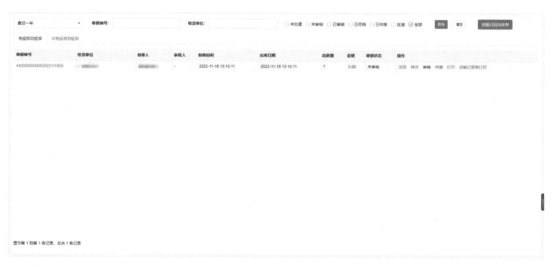

➢ **操作说明 ：**

① 创建召回出库单，选择需要出库的冰箱对应疫苗的库存，选择原出库单位

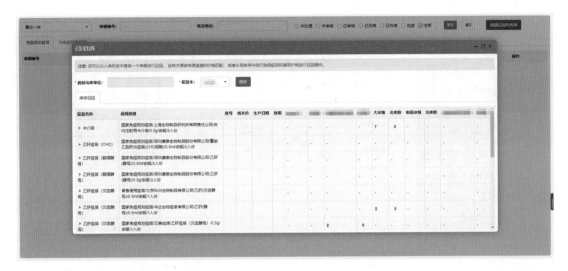

② 审核出库单，完成出库

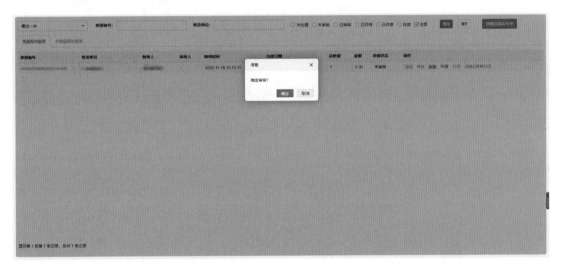

3.5.11 全程追溯

3.5.11.1 单据搜索

➤ **功能说明：**

单据搜索用于查询某条单据或某个追溯码的运输信息、批签发信息、质量检测报告、国药准字、财务发票和单据详情

➤ **操作路径：**

路径：【全程追溯】→【单据搜索】

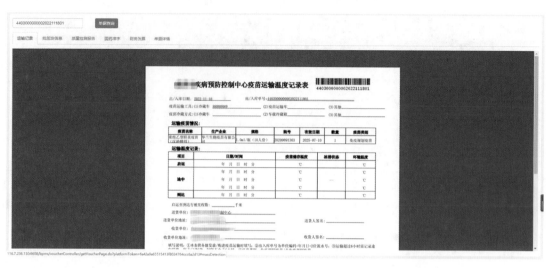

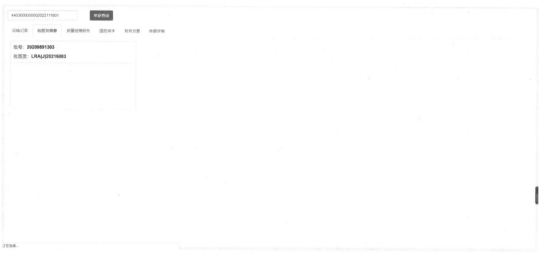

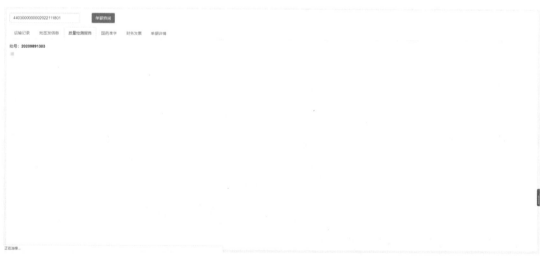

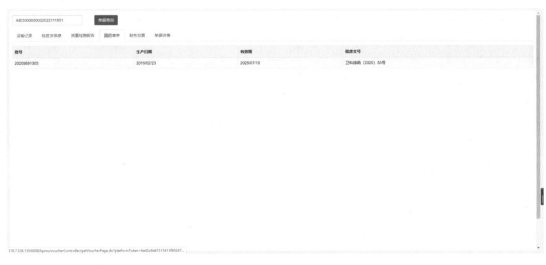

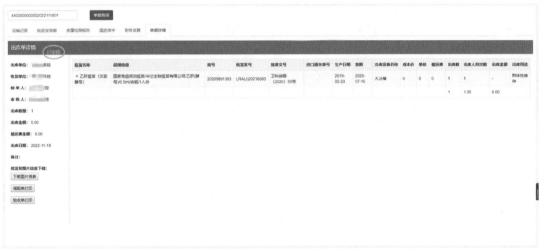

3.5.11.2 追溯验证统计

➢ **功能说明：**

用于查询疫苗批号信息、疫苗生产信息、流向信息、受种群体、该疫苗分布流向等，用于追溯疫苗生产厂商和疫苗流通、接种者等信息

➢ **操作路径 ：**

路径：【全程追溯】→【追溯验证统计】

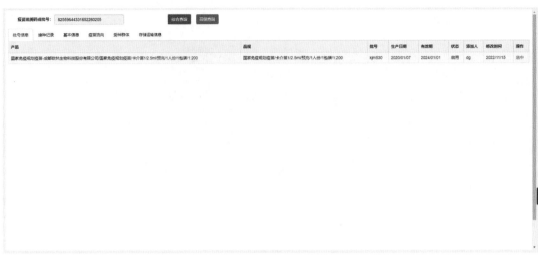

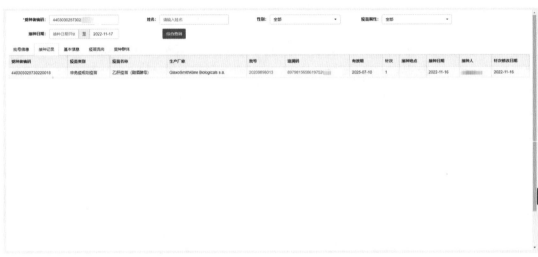

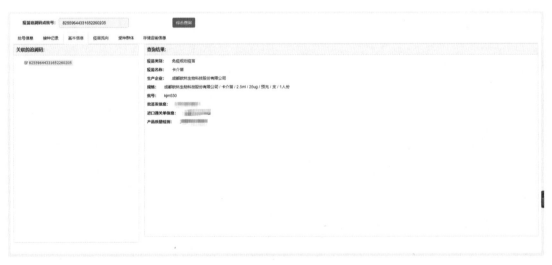

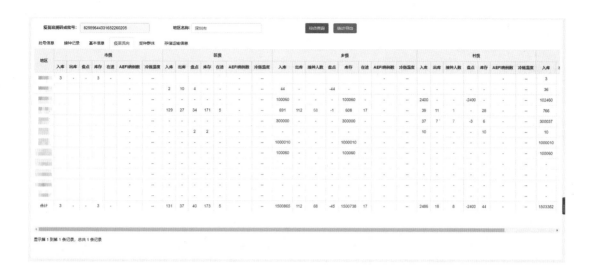

3.5.11.3 追溯码扫码记录查询

➤ **功能说明：**

查询追溯码的全周期扫码记录情况

➤ **操作路径 ：**

路径：【全程追溯】→【追溯码扫码记录查询】

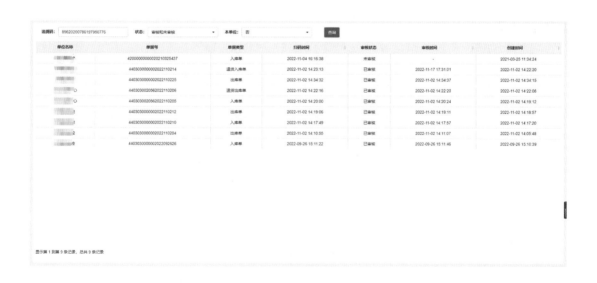

3.5.11.4 单据查询

➤ **功能说明：**

  查询某个单据的单位、时间、状态等具体使用情况

➤ **操作路径：**

  路径：【全程追溯】→【单据查询】

点击浏览和查看详情

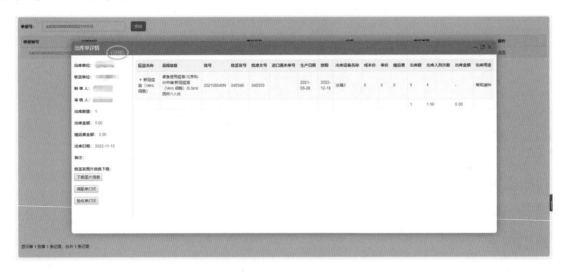

3.5.11.5 最小码全程追溯

➤ **功能说明：**

  可查询追溯码对应疫苗的基本信息、整体流向、接种记录

➤ **操作路径：**

  路径：【全程追溯】→【最小码全程追溯】

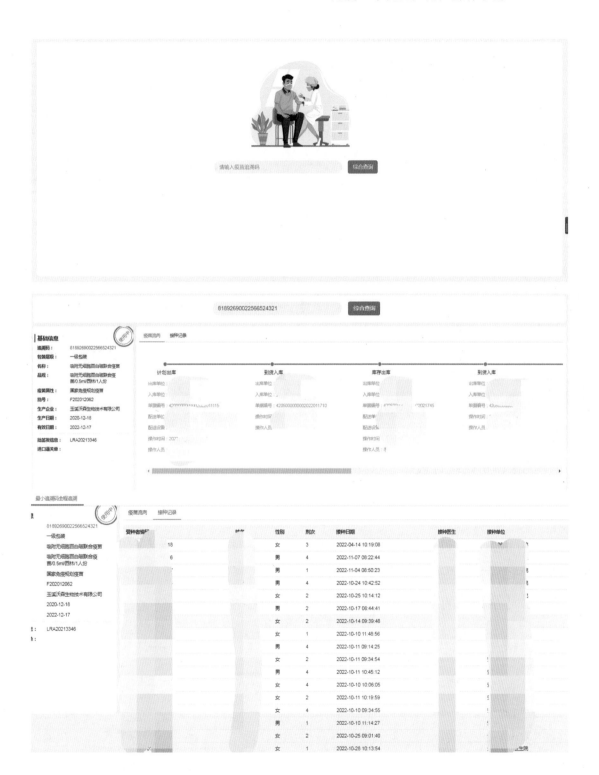

3.5.11.6 追溯码信息查询

➤ **功能说明：**

该模块可用于查询追溯码的信息，包括追溯码当前属于单位名称、冷库名称、品规、批号、最小包装数、追溯码父码等信息

➤ **操作路径 :**

路径：【全程追溯】→【追溯码信息查询】

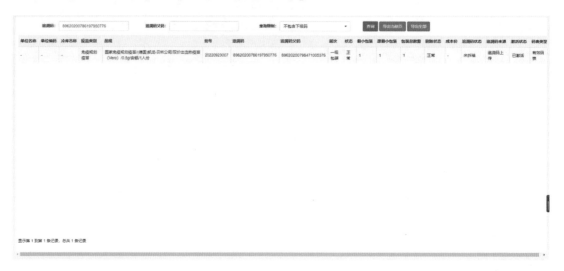

3.5.11.7 无法解析码统计表

➤ **功能说明:**

该表可根据疫苗批号或监管码等查询本单位或下级单位扫码失败的原因分析

➤ **操作路径 :**

路径：【全程追溯】→【无法解析码统计表】

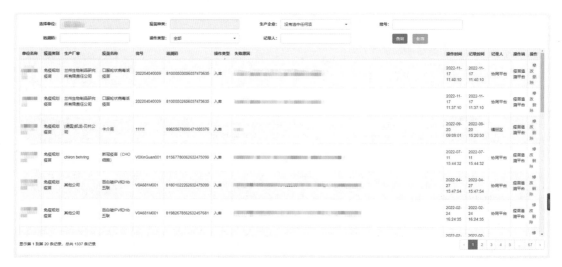

3.5.12 疫苗信息管理

3.5.12.1 批签发管理

➢ **功能说明：**

该模块可用导入批签发文件，可以导入 Excel 文件或者批签发图片

➢ **操作路径 ：**

路径：【全程追溯】→【批签发信息管理】

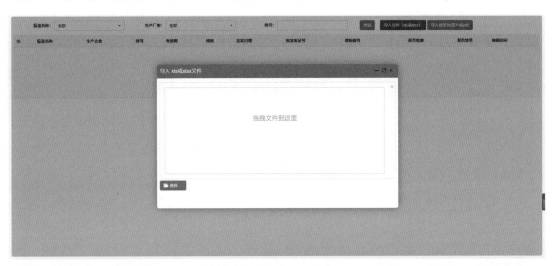

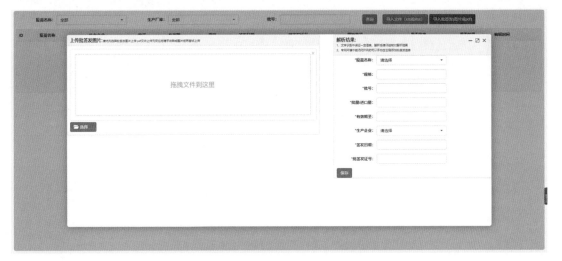

3.5.12.2 追溯码管理

➢ **功能说明：**

该模块可用上传监管码，并绑定对应的品规

➢ **操作路径：**

路径：【全程追溯】→【追溯码管理】

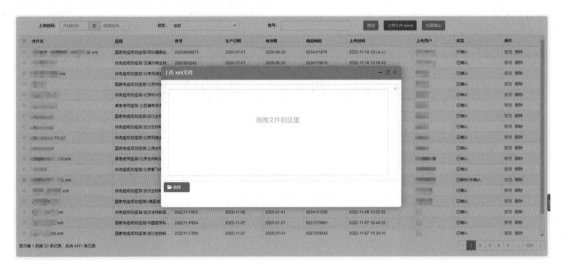

3.5.12.3 查询苗企关系

➢ **功能说明：**

该模块可用上传监管码，并绑定对应的品规

➢ **操作路径：**

路径：【全程追溯】→【疫苗生产企业与疫苗关系查询】

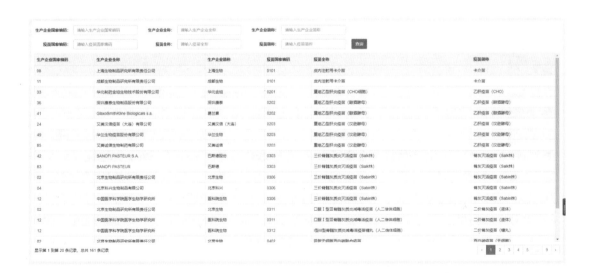

3.5.12.4 疫苗基本信息

➢ **功能说明：**

查询疫苗基本信息，将协同平台推送过来疫苗绑定本系统内部疫苗信息

➢ **操作路径 ：**

路径：【全程追溯】→【疫苗基本信息 】

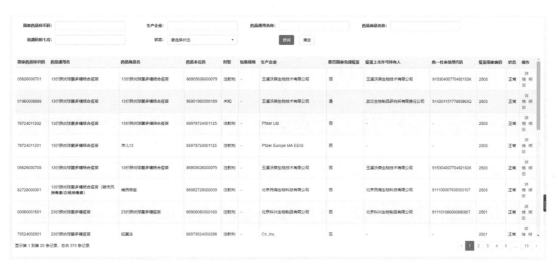

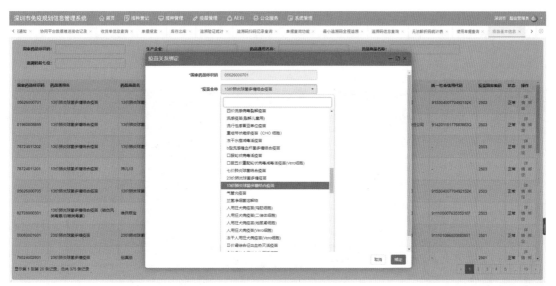

3.5.13 冷链管理

3.5.13.1 冷链温度检测

➤ **功能说明：**

用于查询本单位冷链设备的温度情况，系统会根据探头每 6 小时录入一次温度，工作人员也可以手动录入温度

➤ **操作路径 ：**

路径：【冷链日常管理】→【冷链温度检测】

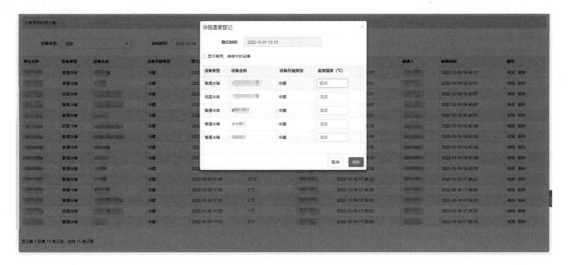

3.5.13.2 未处理报警信息

➤ **功能说明：**

用于查询本单位/下级单位未处理的冷链设备报警信息，展示报警设备、报警时间及报警温度，线下确认侯点击处理报警完成处理

➤ **操作路径：**

路径：【冷链日常管理】→【未处理报警信息】

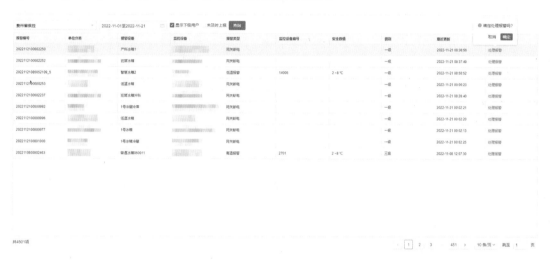

3.5.13.3 冷链状态监测

➤ **功能说明：**

用于查询本单位/下级单位当前冷链设备状态的实时情况,包括探头基本信息、电量、最后采集温湿度、最后采集时间

➤ **操作路径：**

路径：【冷链日常管理】→【冷链状态监测】

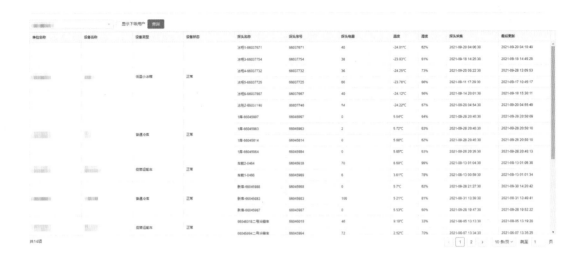

3.5.13.4 温湿度查询

➢ **功能说明：**

用于查询本单位指定冰箱的指定探头的时间范围内温湿度情况，以便分析该冰箱的某段时间内运行情况是否正常

➢ **操作路径 ：**

路径：【冷链日常管理】→【温湿度查询】

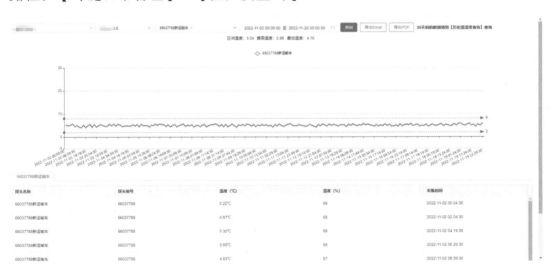

3.5.13.5 报警历史记录

➢ **功能说明：**

用于查询本单位历史报警情况和处理情况

➢ **操作路径：**

路径：【冷链日常管理】→【报警历史记录】

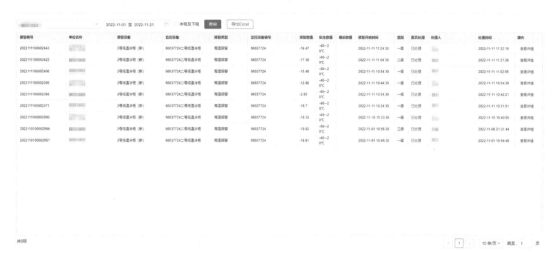

3.5.13.6 报警发送记录

➢ **功能说明：**

用于查询本单位报警记录的发送情况，包括发送方式、发送内容、发送接收人、是否处理等

➢ **操作路径：**

路径：【冷链日常管理】→【报警发送记录】

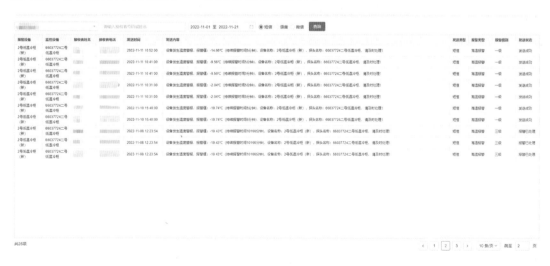

3.5.13.7 报警次数统计表

➤ **功能说明：**

  用于统计本单位/下级冷链设备的时间段内报警次数、处理报警次数等

➤ **操作路径 ：**

  路径：【冷链日常管理】→【报警次数统计表】

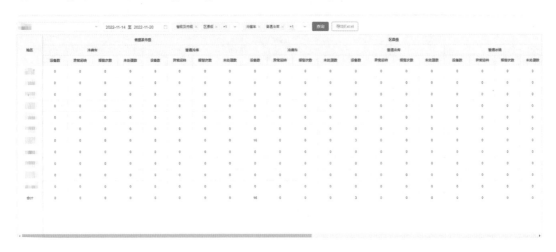

3.5.13.8 设备状态统计

➤ **功能说明：**

  用于统计本单位/下级冷链设备的时间段内正常运转、异常运转和及时上传（温度）
  数等

➤ **操作路径 ：**

  路径：【冷链日常管理】→【设备状态统计】

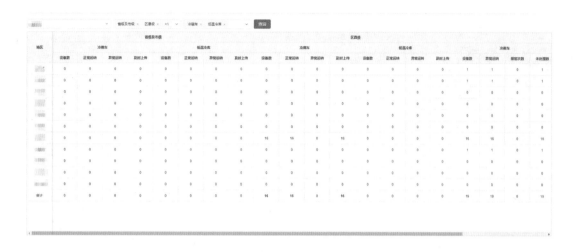

3.5.13.9 运输单管理

➢ **功能说明：**

用于查看本单位/下级运输中产生的运输单情况

➢ **操作路径：**

路径：【冷链日常管理】→【设备状态统计】

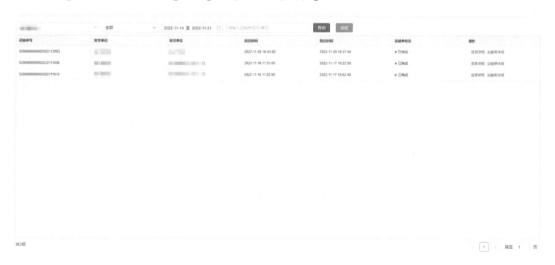

➢ **操作说明：**

① 点击疫苗详情可查看该运输单的单据详情

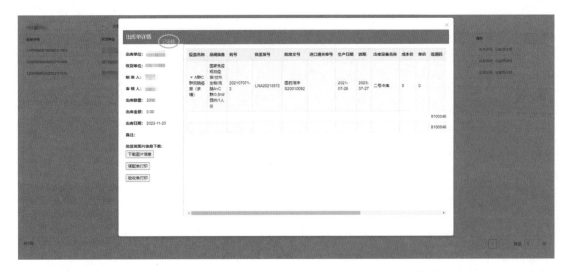

② 点击运输单详情可查看该运输单冷链设备的历史温度曲线、历史温度列表、历史轨迹、历史定位

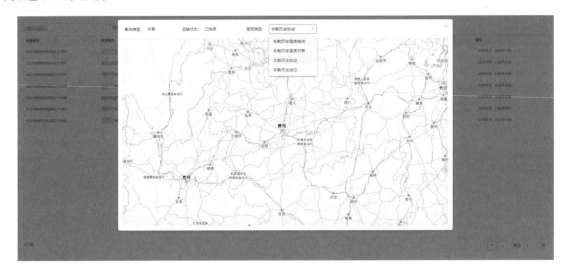

3.5.13.10 报警条件设置

➢ **功能说明：**

用于本单位配置报警条件，包括添加探头信息、设置高温低温报警温度和报警通道等

➢ **操作路径 ：**

路径：【冷链日常管理】→【报警条件设置】

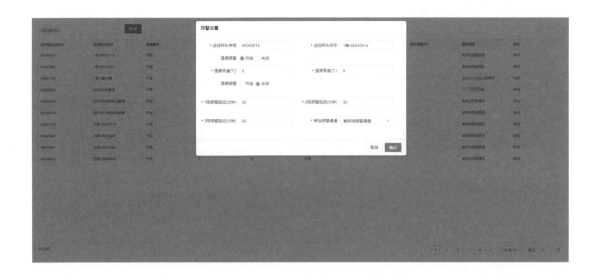

3.6 AEFI

3.6.1 统计分析

3.6.1.1 AEFI 分年龄统计

统计发生 AEFI 年龄分布情况

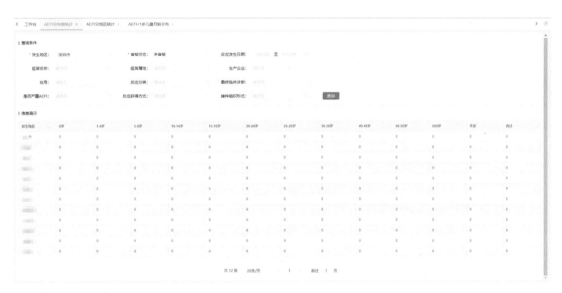

3.6.1.2 AEFI 分地区统计

统计发生 AEFI 的地区分布情况

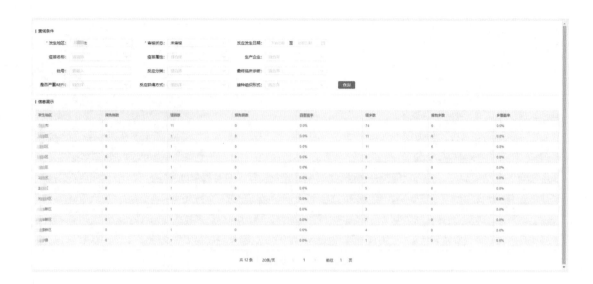

3.6.1.3 AEFI 反应分类统计

统计发生 AEFI 反应分类分布情况

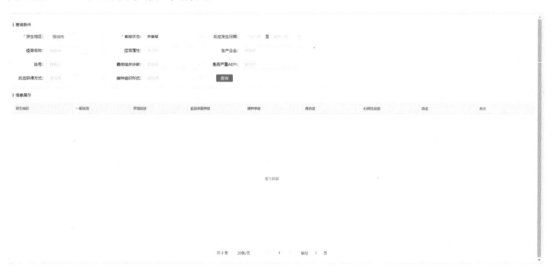

3.6.1.4 AEFI 临床诊断/症状统计

统计 AEFI 最终临床诊断情况

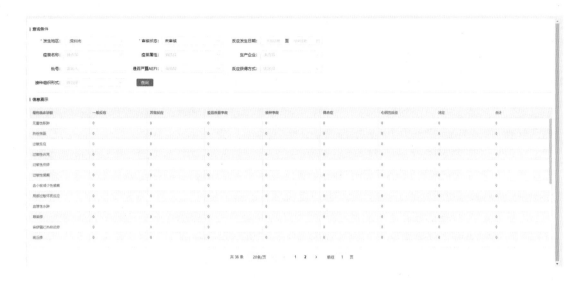

3.6.1.5 AEFI 疫苗分布统计

统计发生 AEFI 疫苗分布情况

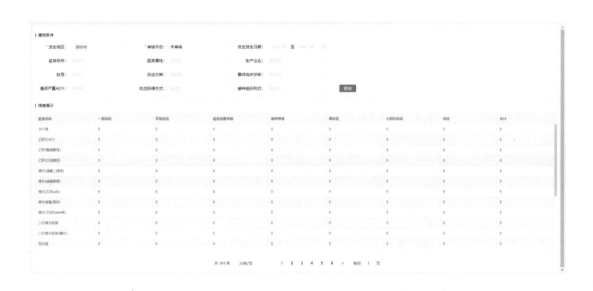

3.7 公众服务

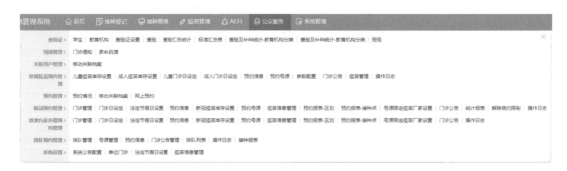

一般的省级管理权限有：系统公告配置、单位门诊、法定节假日设置、疫苗信息管理

3.7.1 系统公告配置

① 新增按钮、公告内容，开始日期、结束日期、公告状态、创建时间、修改时间、操作栏（开启/关闭公告、编辑、删除）

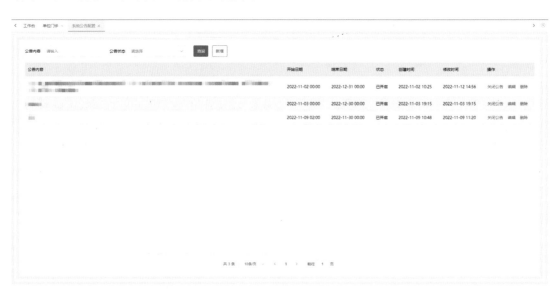

电脑端

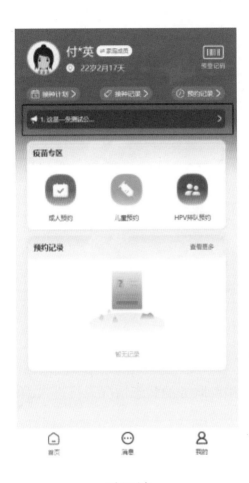

手机端

② 新增：可编辑公告内容，设置公告开始日期、结束日期，结束日期一到，H5 自动隐藏这个公告内容。

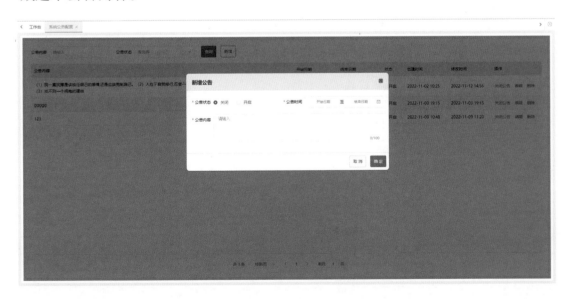

3.7.2 单位门诊

① 可查询本区域内门诊各预约服务的状态情况，可进入编辑、查看门诊详细信息

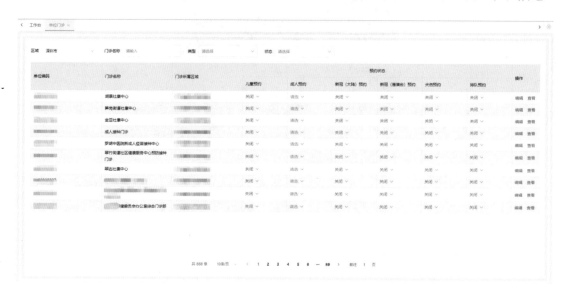

② 可查询本区域内门诊各预约服务的状态情况，可进入编辑、查看门诊详细信息

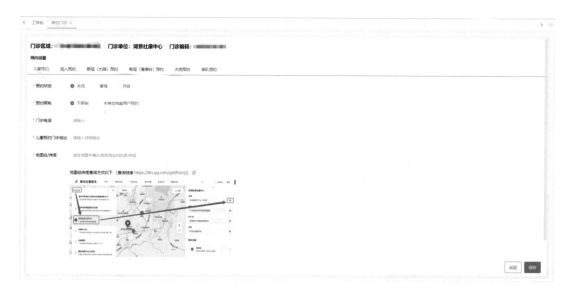

3.7.3 法定节假日设置

① 可根据国家法定节假日进行配置，如国庆节有七天，则需要配置单独配置七天数据，支持编辑、删除（即时生效）

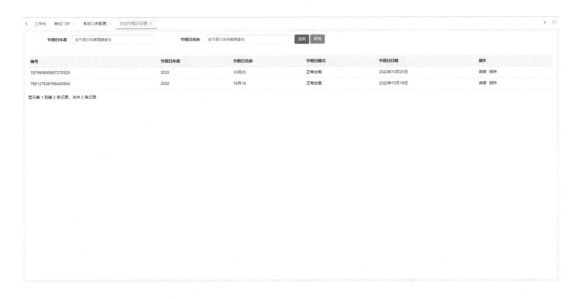

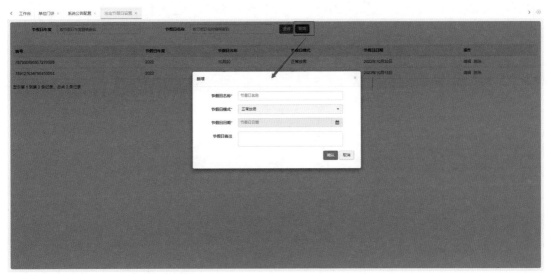

3.7.4 疫苗信息管理

① 支持模糊搜索；类型：支持选择排队、个人、新冠；状态：支持选择排队、个人的
开启/关闭

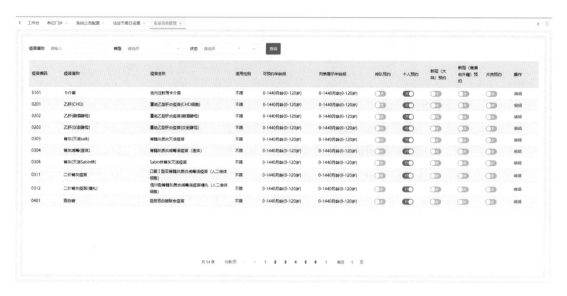

可选择某一疫苗，在对应预约服务中开启，用户可在 H5 进行选择

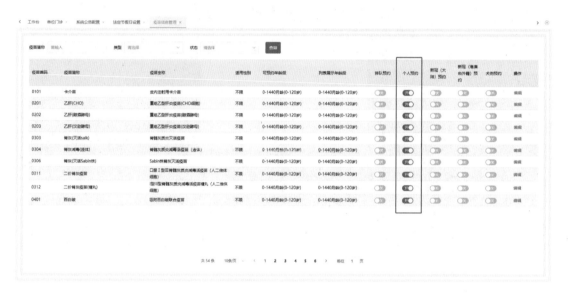

编辑疫苗信息，可编辑疫苗介绍、接种性别、年龄等，设置后可在手机端预约疫苗时，会进行判断用户的年龄段、性别是否符合预约疫苗设置

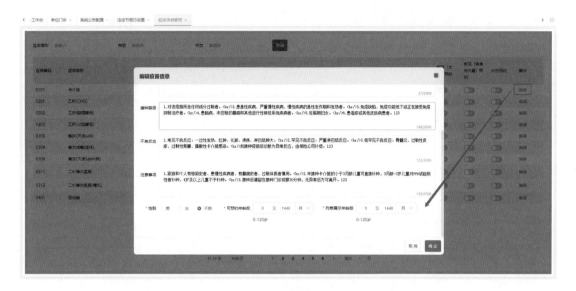

电脑端

疫苗接种服务个人预约

服务人群：6岁及以上

全部疫苗

流感

三价流感疫苗（裂解3岁以上）

流行性感冒是由流感病毒引起的一种传染性极强的呼吸...

三价流感疫苗（裂解6-35月龄）

流行性感冒是由流感病毒引起的一种传染性极强的呼吸...

四价价流感疫苗（裂解3岁以上）

流行性感冒是由流感病毒引起的一种传染性极强的呼吸...

乙肝

乙肝(CHO)

乙型病毒性肝炎是由乙型肝炎病毒感染引起的危害人类...

乙肝(汉逊酵母)

乙型病毒性肝炎是由乙型肝炎病毒感染引起的危害人类...

返回首页

脊灰

手机端

一般的门诊常规疫苗预约管理权限有：单位门诊、儿童疫苗库存设置、成人疫苗库存设置、儿童门诊日设定、成人门诊日设定、预约信息、预约号源、门诊公告

3.7.5 儿童、成人预约

① 单位门诊中可对儿童预约、成人预约分开设置

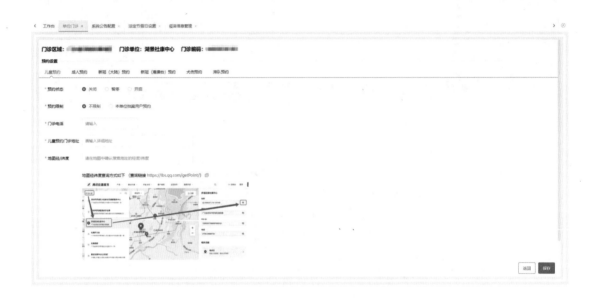

3.7.6 儿童疫苗库存设置

① 单位门诊设置完成后，儿童疫苗库存设置，设置疫苗库存，保存即时生效。

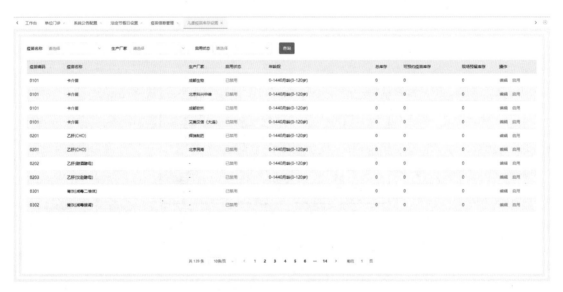

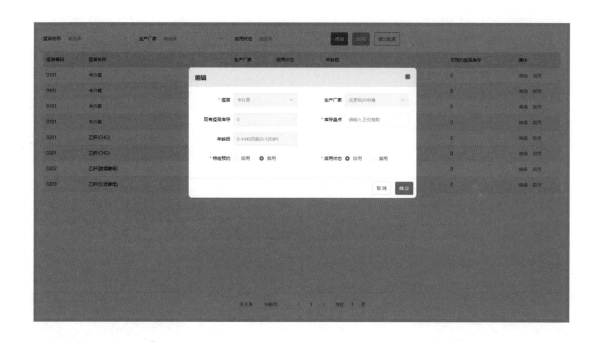

3.7.7 特定疫苗预约时间

① 可将门诊某一时段设置为特定预约某一个疫苗，如：A 门诊设置星期日/14 号的 8:00-8:30 时段，只能预约卡介苗。

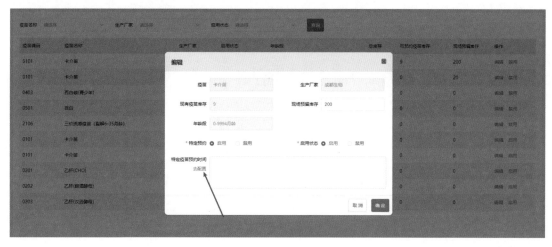

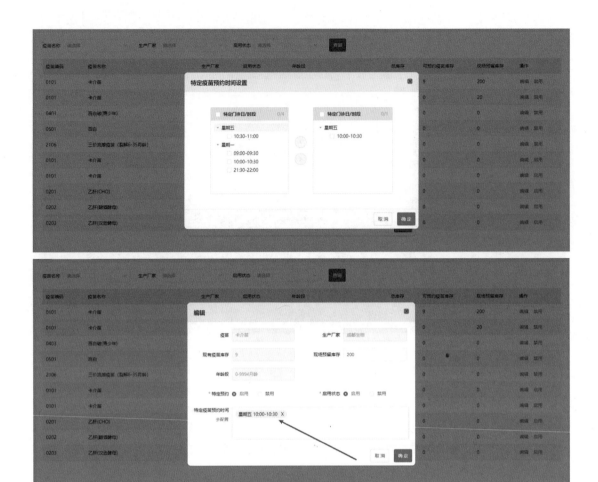

3.7.8 成人疫苗库存设置

① 默认无数据，需手动新增，库存需手动盘点

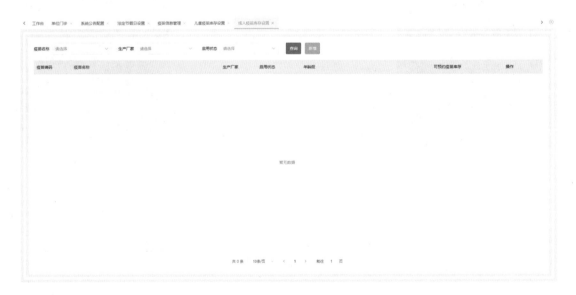

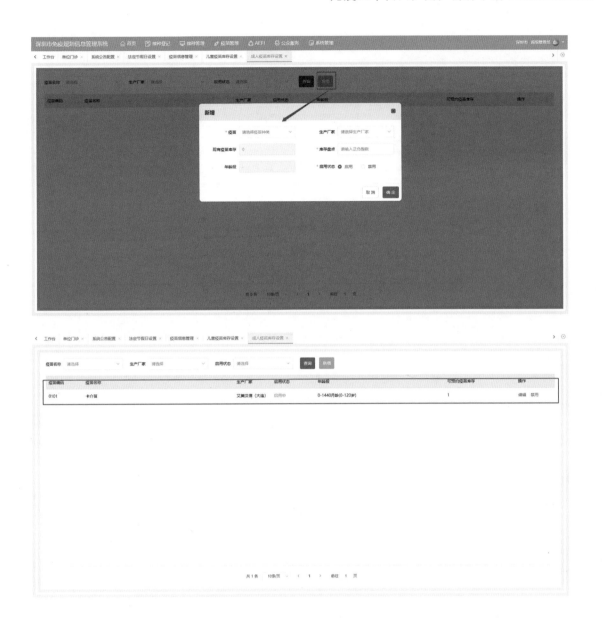

3.7.9 门诊里设定

① 单位门诊预约开启成功后，点击儿童/成人门诊日设定，可在页面顶部设置提前预约
天数、是否跳过节假日以及工作日模式（每周制、每月制）

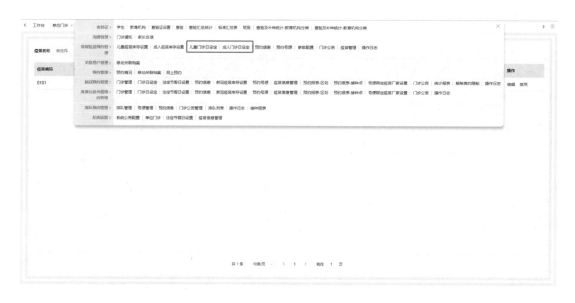

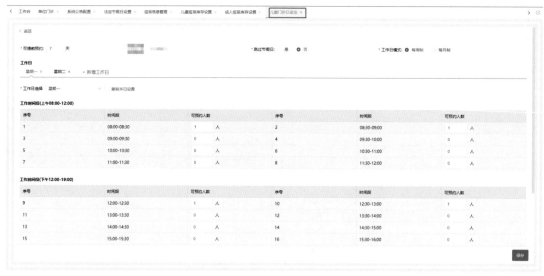

3.7.10 预约信息

① 可查看门诊的已预约、已过期、已取消等状态的预约信息

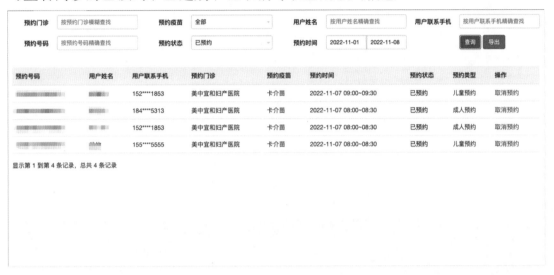

3.7.11 预约号源

① 可查看门诊所设置的门诊日号源数量

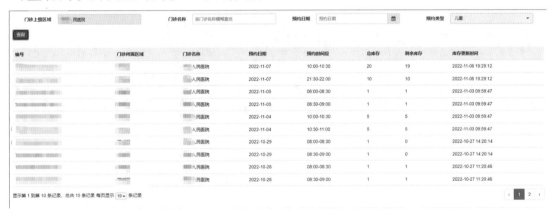

3.7.12 门诊公告

① 可设置门诊公告，设置后用户在手机 H5 端点击门诊预约时会有公告弹出

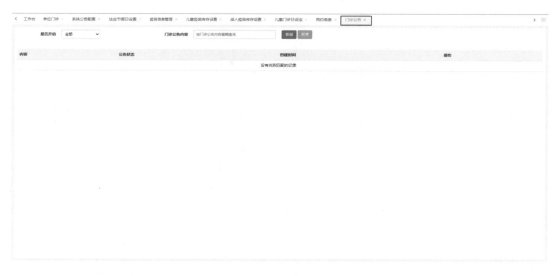

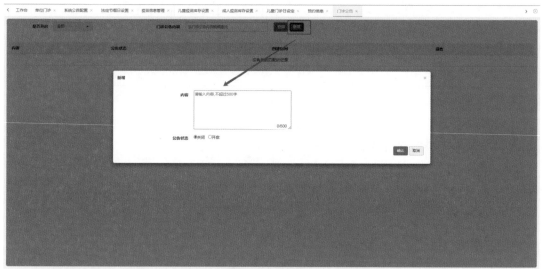

电脑端

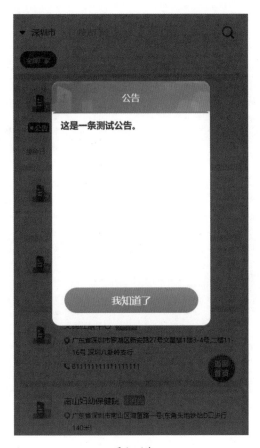

手机端

3.7.13 新冠预约门诊日设定

① 可配置预约时间、是否智能跳过节假日、是否是大型门诊、工作日模式

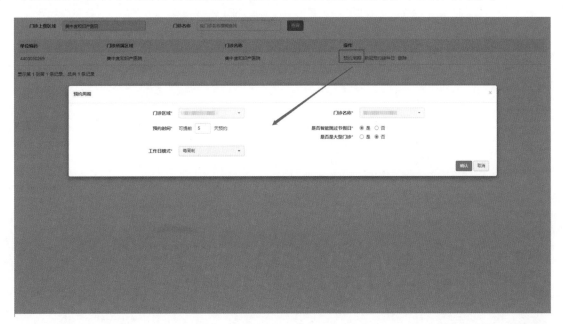

② 设置预约周期完成后，点击新冠预约接种日，可配置工作日时间及各时段的可预约人数

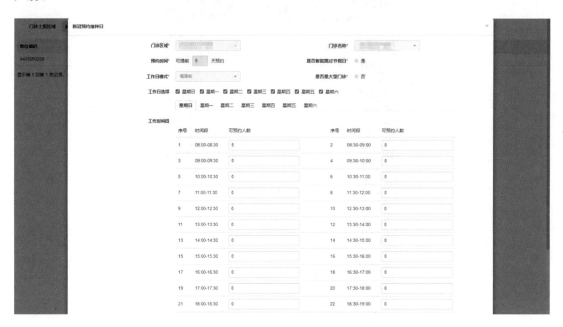

3.7.14 新冠疫苗库存设置

① 可添加对应的疫苗的厂家、剂次、可预约疫苗库存

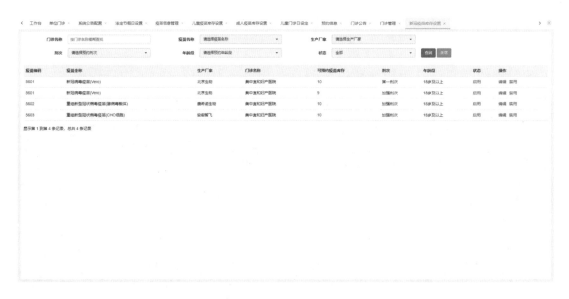

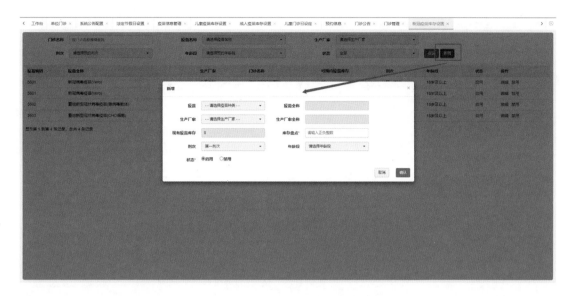

② 点击禁用–会有弹窗显示，点击确定禁用，立即生效

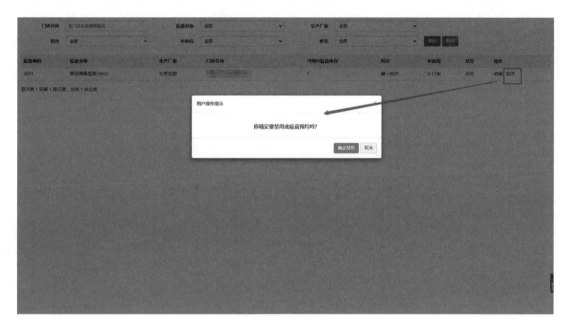

3.7.15 新冠预约信息

① 可查看已预约、已过期、已取消等状态的预约信息

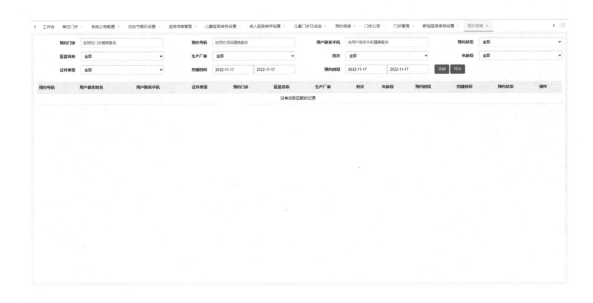

3.7.16 新冠预约号源

① 可查看门诊所设置的门诊日号源数量

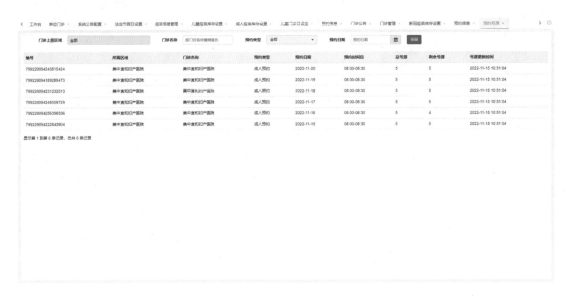

3.7.17 新冠预约报表–区划

① 可查看区划总号源–各剂次预约总数

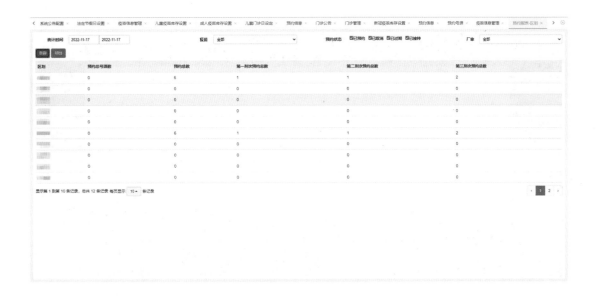

3.7.18 新冠预约报表–接种点

① 可查看接种点总号源–各剂次预约总数

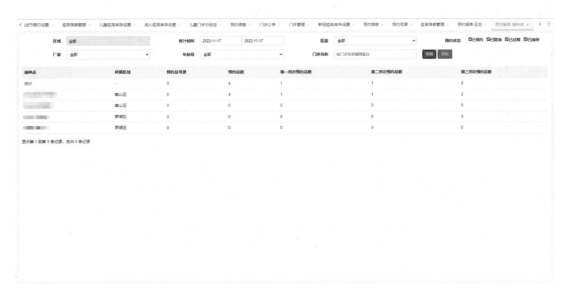

3.7.19 新冠号源限制疫苗厂家

① 号源限制疫苗厂家设置：可设置特定时间段预约某一疫苗对应的厂家及剂次

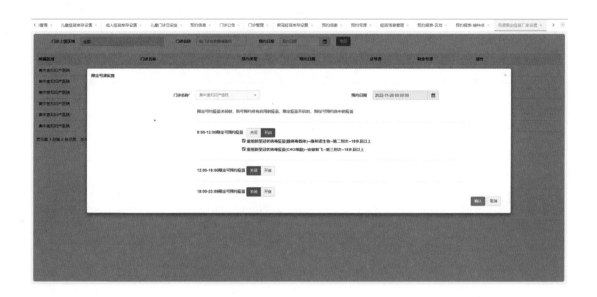

3.7.20 新冠预约门诊公告

① 设置后用户在手机 H5 端点击门诊预约时会有公告弹出

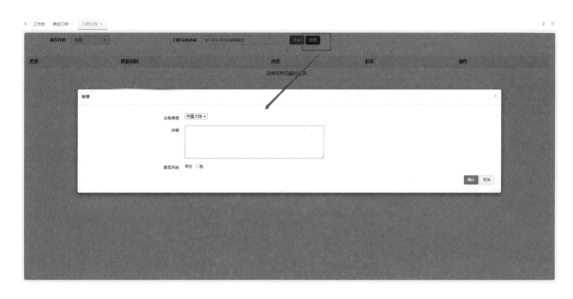

电脑端

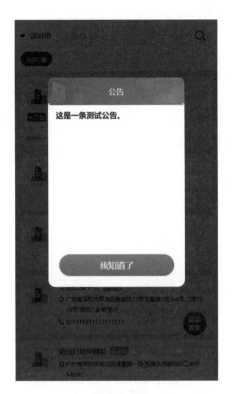

手机端

3.7.21 新冠预约统计报表

① 实时统计各渠道的用户数、预约数等数据信息

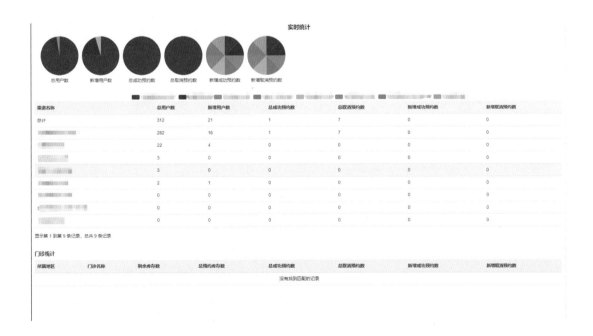

渠道名称	总用户数	新增用户数	总成功预约数	总取消预约数	新增成功预约数	新增取消预约数
总计	312	21	1	7	0	0
	282	16	1	7	0	0
	22	4	0	0	0	0
	3	0	0	0	0	0
	3	0	0	0	0	0
	2	1	0	0	0	0
	0	0	0	0	0	0
	0	0	0	0	0	0
	0	0	0	0	0	0

显示第 1 到第 9 条记录，总共 9 条记录

门诊统计

所属地区	门诊名称	剩余库存数	总预约库存数	总成功预约数	总取消预约数	新增成功预约数	新增取消预约数
没有找到匹配的记录							

3.8 系统管理

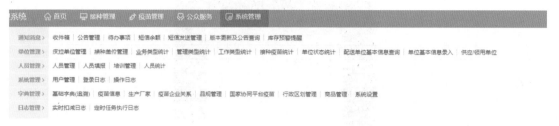

一般的省市级管理权限有：通知消息、单位管理、人员管理、系统管理、字典管理、日志管理等。以下将逐一介绍：

3.8.1 通知消息

收件箱

本账号的系统公告收件箱，可查看所有已收公告列表及详情。

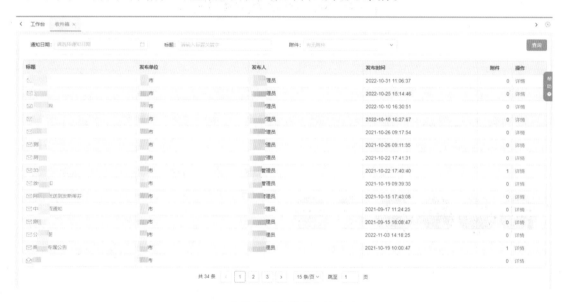

（收件箱公告列表）

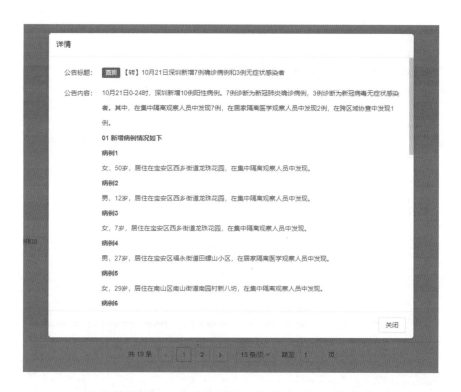

（公告详情：公告标题、公告内容、公告范围）

公告管理

发布公告管理，可新增、存草稿或者已发送的公告撤回。

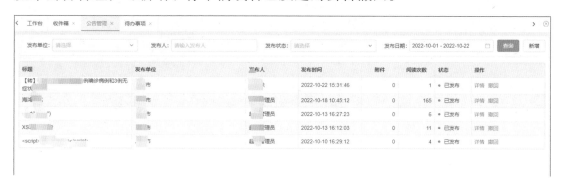

（公告管理：已发布公告列表及查询，新增公告，详情查看，撤销）

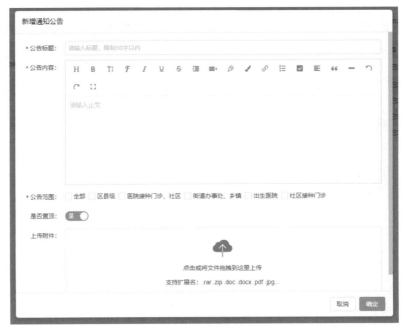

（新增公告）

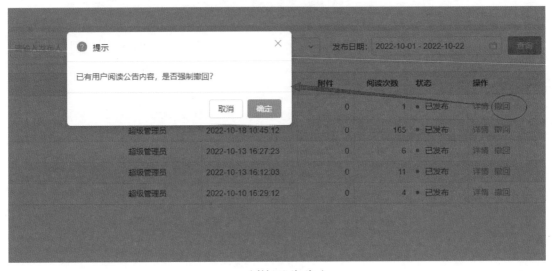

（撤回公告）

待办事项

疫苗库存待办事项

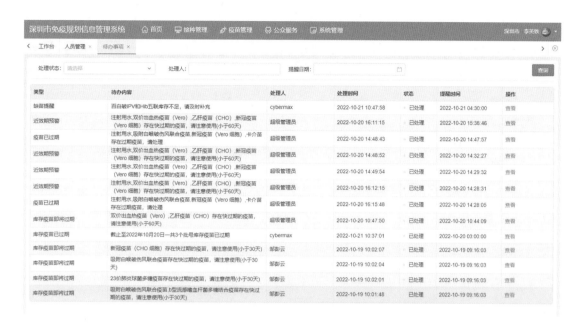

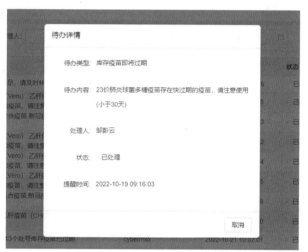

3.8.2 短信余额

短信网关余额。（非标准功能，部分地区有）

3.8.3 短信发送管理

已发送短信记录管理。（非标准功能，部分地区有）

3.8.4 库存预警提醒

疫苗库存预警提示，可查看预警内容详情（过期库存、禁用库存、近效期库存、被冻结库存的批号效期等详细信息）。

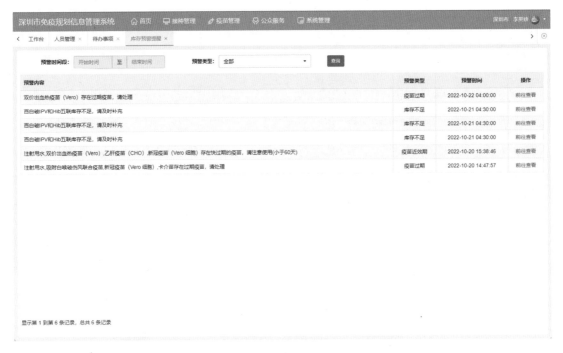

（库存预警提醒）

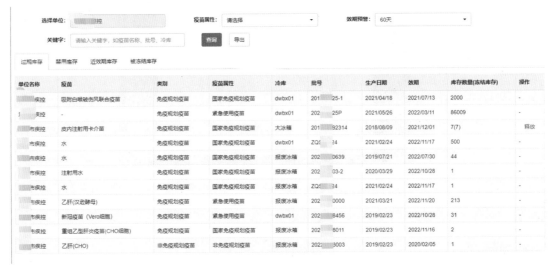

（预警详情）

3.8.5 单位管理

系统里，将单位分为两类：疾控管理单位和门诊接种单位类型。

系统后台定时在"中国疾病预防控制信息系统"（下称"国家疾控系统"）中拉取单位信息，故新建单位前，应确保在国家疾控系统中完善该信息后再进行纳入管理。

3.8.5.1 新建单位基本流程

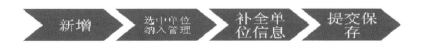

新增 → 选中单位纳入管理 → 补全单位信息 → 提交保存

3.8.5.2 疾控管理单位

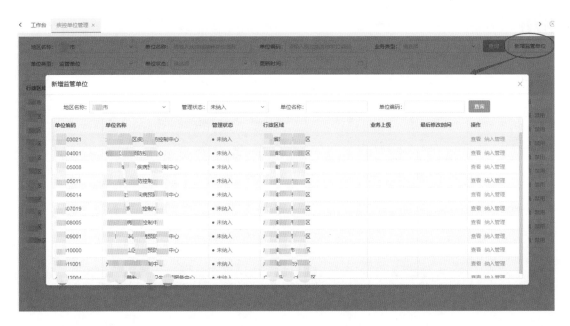

（疾控单位管理页面，可查看详情、编辑信息、禁用/启用单位）

（新增监管单位：从列表选择单位，纳入管理。【注：列表单位从国家疾控平台

拉取】)

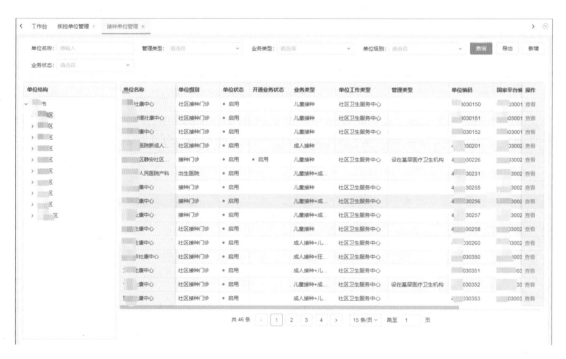

（补全单位信息，提交保存，即可新增成功）

3.8.5.3 门诊接种单位

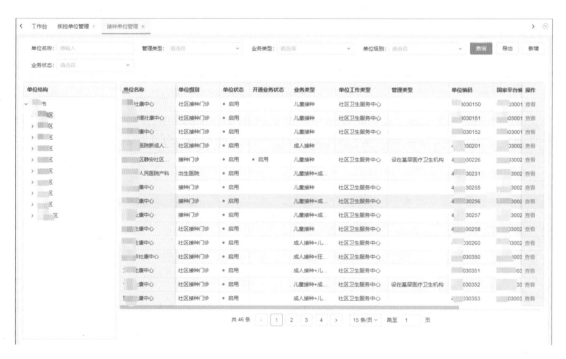

（门诊接种单位管理页面，左边选择级别节点过滤单位列表，可查看单位详情）

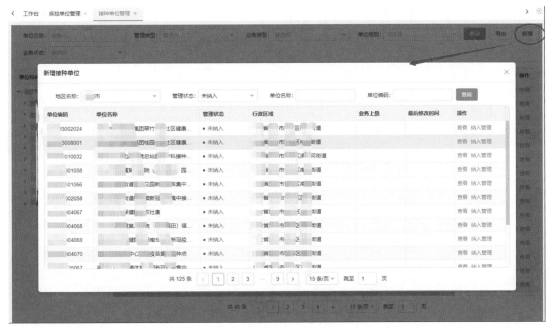

（新增：从列表选择单位，纳入管理。【注：列表单位从国家疾控平台拉取】）

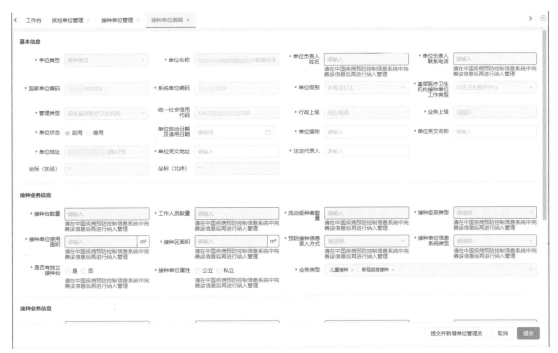

（补全单位信息，提交保存，即可新增成功。注：红色提示部分且不可编辑的字段，需要先到国家疾控平台补全信息，本系统会自动拉取数据，再到本系统新增单位）

单位相关统计

业务类型统计、管理类型统计、工作类型统计、接种疫苗统计、单位状态统计。

3.8.6 追溯系统相关的单位查询和设置菜单

配送单位基本信息查询、单位基本信息录入、供应/领用单位。

3.8.7 人员管理

管理本单位的人员的基本信息，任职资格信息，人员统计、培训统计等。

3.8.7.1 人员管理

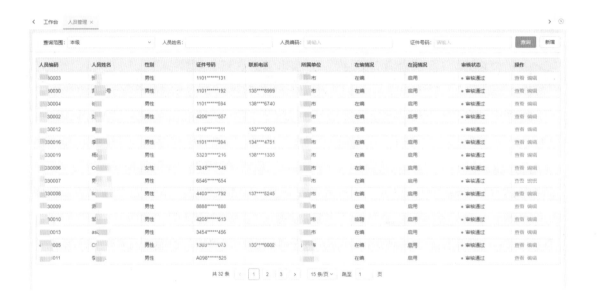

3.8.7.1.1 新增--人员

➢ 点击人员管理界面的新增按钮，将会弹出新增人员的弹框，如下图：

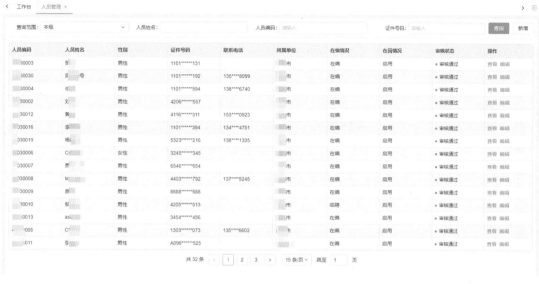

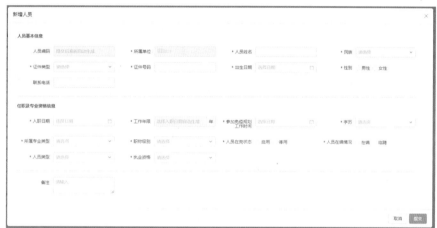

> 填写人员基本信息——任职及专业资格信息，来完成新增人员的操作。信息填写完后，点击提交，回到人员管理页面；可以查看到刚新增的人员记录；

3.8.7.1.2 编辑--人员

> 点击人员管理界面的编辑按钮，将会弹出编辑人员的弹框，如下：

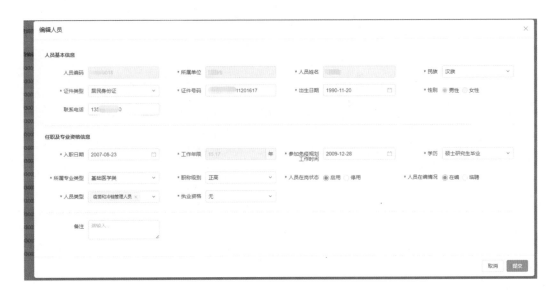

3.8.7.1.3 查看详情

➢ 点击人员管理界面的查看按钮，将会弹出查看详情的弹框，如下：

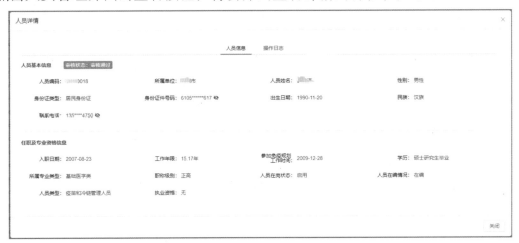

3.8.7.2 人员统计

可根据职称级别、专业类型、学历类型、职业资格、人员在编情况、年龄、工作年限等维度对平台人员进行统计。

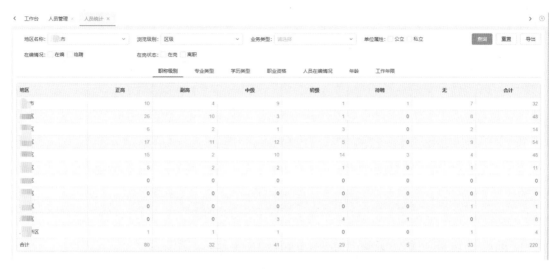

点击人员统计界面的数值，可下钻弹出人员详情列表，如下：

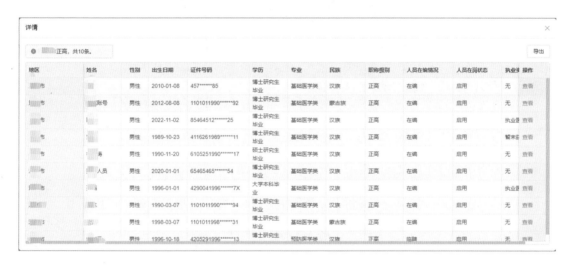

3.8.7.3 培训统计

统计人员培训的记录，人员培训情况统计。

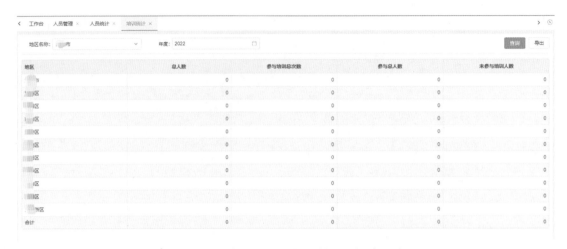

点击培训统计界面的导出按钮，将会导出培训情况统计，如下图：

	A	B	C	D	E	F
1	地区	总人数	举办培训总次数	参与总人数	未参与总人数	
2	▊市	0	0	0	0	
3	▊区	0	0	0	0	
4	▊区	0	0	0	0	
5	▊区	0	0	0	0	
6	▊区	0	0	0	0	
7	▊区	0	0	0	0	
8	▊区	0	0	0	0	
9	▊区	0	0	0	0	
10	▊区	0	0	0	0	
11	▊区	0	0	0	0	
12	▊区	0	0	0	0	
13	合计	0	0	0	0	

3.8.8 系统管理

3.8.8.1 用户管理

管理当前账号权限的本级及下级的系统用户账号。

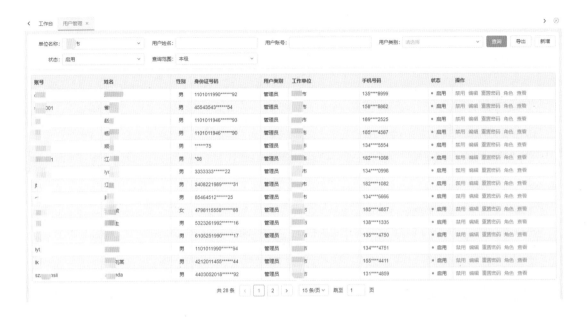

3.8.8.1.1 新增--账号

> 点击用户管理界面的新增按钮，将会弹出新增账号的弹框，如下图：

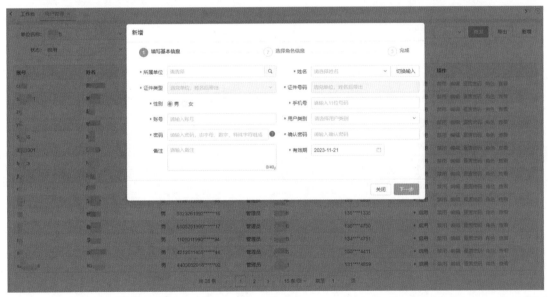

根据步骤完成新增账号的操作；填写基本信息——选择角色信息，来完成新增账号的操作。

> 基本信息填写完后，点击下一步，到选择角色信息的弹框页面：

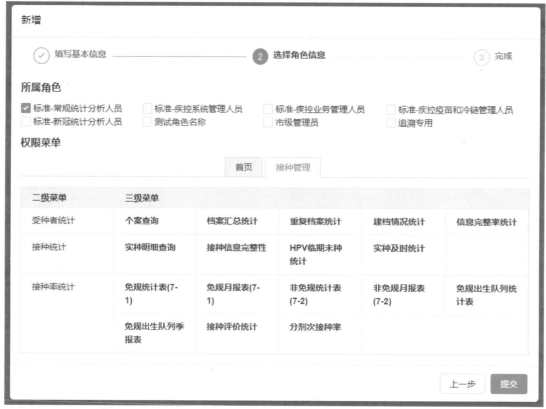

> 选择角色信息完后，选择所属角色，可查看所属角色的权限菜单，点击上一步返回填写基本信息，点击提交完成新增账号的操作。如下图：

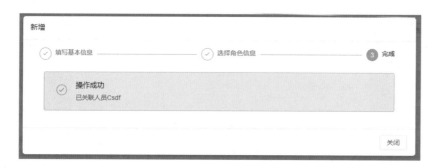

> 点击关闭按钮，回到用户管理页面会自动刷新，可以查看到刚新增的账号记录。

3.8.8.1.2 编辑--账号

> 点击用户管理界面的编辑按钮，将会弹出编辑账号的弹框，如下图：

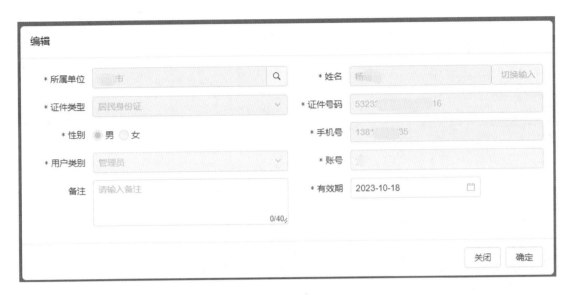

重置密码：点击用户管理界面的重置密码按钮，将会弹出重置密码的弹框，如下图：

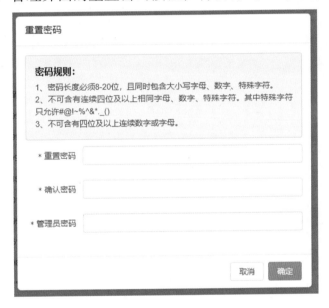

3.8.8.1.3 查看详情

点击用户管理界面的查看按钮，将会弹出查看详情的弹框，如下图：

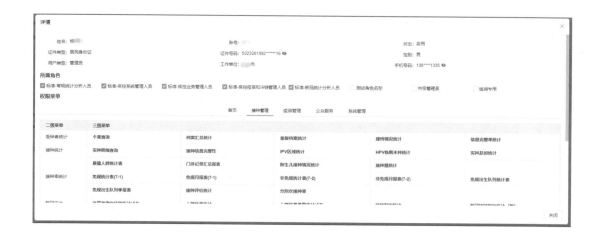

3.8.8.1.4 导出

点击用户管理界面的导出按钮，将会导出用户信息列表（关键信息脱敏）。

3.8.8.2 登录日志

① 系统登录日志。

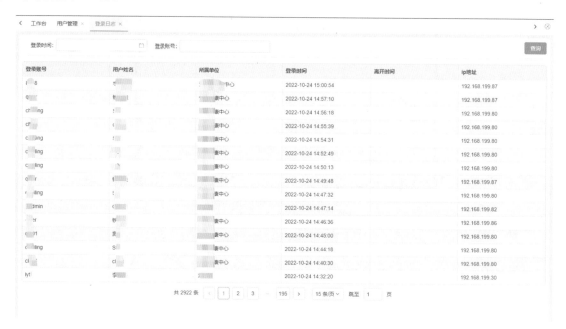

3.8.8.3 操作日志

系统的操作日志。

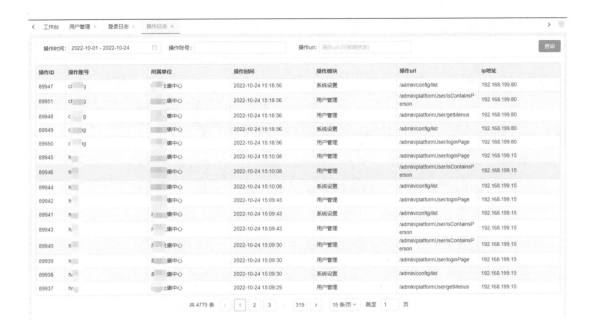

3.8.9 字典管理

本部分功能为系统运行所必需的字典设置，请不要随意更改，若需更改，请在系统管理员授权和公司技术人员协助下进行。

3.8.9.1 基础字典(追溯)

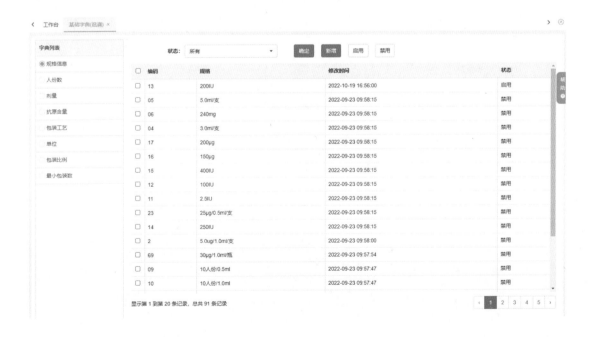

3.8.9.1.1 疫苗信息

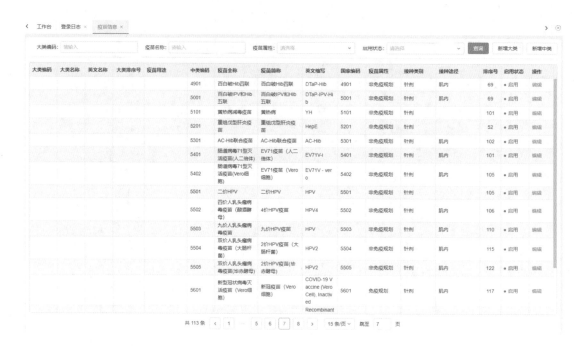

3.8.9.1.1.1 生产厂家

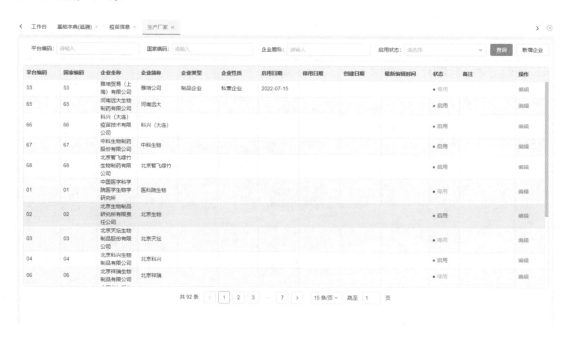

3.8.9.1.1.2 疫苗企业关系

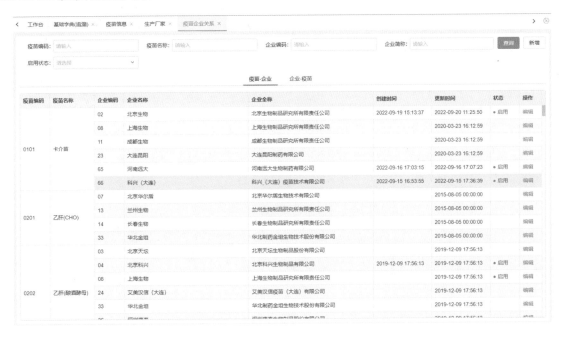

3.8.9.1.2.3 品规管理

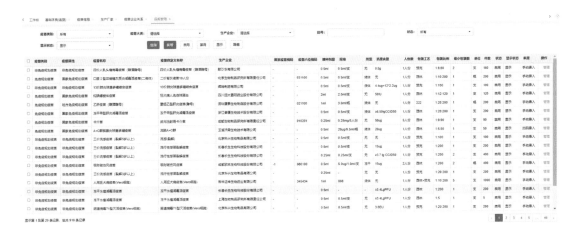

3.8.9.1.1.4 国家协同平台疫苗

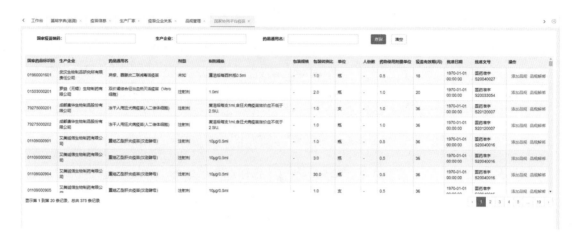

3.8.9.1.2 商品管理

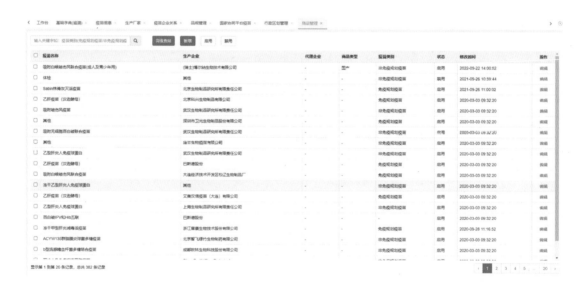

3.8.9.1.3 系统设置(追溯)

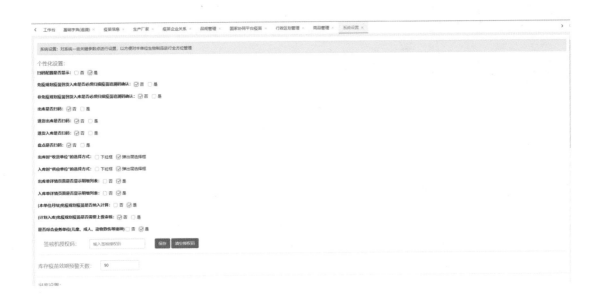

3.8.9.1.4 日志管理（追溯）

① 实时扣减日志：包括接种日志、登记日志、损耗日志、登记信息、暂扣信息、瓶组信息。

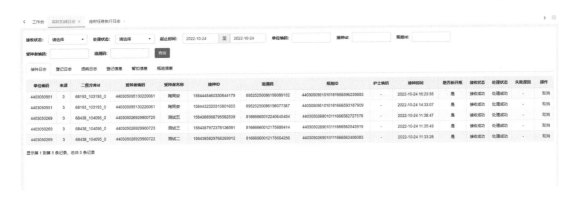

3.8.9.1.5 定时任务执行日志

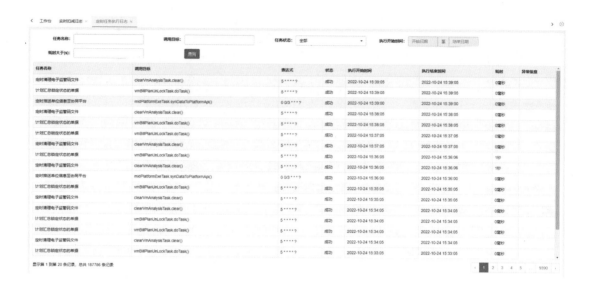